Carsten Dieme
Angst vorm Erröten?

W0047628

stillwasser verlag®

Buch

Die Angst vorm Erröten - für viele Betroffene ein scheinbar unlösbares Problem. Der Autor Carsten Dieme verrät Betroffenen und Angehörigen, was man dagegen tun kann.

Dieses ständig aktualisierte Buch basiert auf über zehn Jahren Austausch mit tausenden Betroffenen und Experten aus der ganzen Welt. Es beschreibt alle bekannten Lösungen sowie die erfolgreichsten Kombinationen daraus.

Von einfachen Tipps über Hilfsmittel, Therapieformen und Techniken bis hin zu Naturheilverfahren, Medikamenten und Operationen ist alles nachzulesen, sowohl nach modernsten Erkenntnissen als auch jahrhunderte-altem Wissen. Es räumt mit Mythen auf und gibt in einem speziellen Kapitel Tipps, wie Freunde und Angehörige helfen können. Handgezeichnete Illustrationen veranschaulichen die verschiedenen Rötungsformen und medizinischen Grundlagen.

Die Erfolgsberichte am Ende des Buches machen Mut und in den Schilderungen Anderer werden sich viele wieder erkennen.

Autor

Carsten Dieme (Jahrgang 1975) beschäftigt sich seit über 15 Jahren mit dem Thema Erröten. Der Buchautor war ehemals selbst betroffen und gründete im Jahr 2000 die mittlerweile umfangreichste Homepage zum Thema nebst Forum. Daraus entstand 2004 die Erstausgabe dieses Buches.

Bis heute hat er mehreren tausend Betroffenen helfen können und setzt sich aktiv für dieses Thema ein. Bekannt ist Carsten Dieme aus Printmedien, Hörfunk und TV. Darüber hinaus ist er oft Ansprechpartner bei Studien.

Carsten Dieme

Angst vorm Erröten?

Erythrophobie: Hintergründe, Auswege
und Erfolgsberichte Betroffener

stillwasser verlag ®

Stillwasser® Verlag
4., überarb. Auflage 2012

Umwelthinweis:

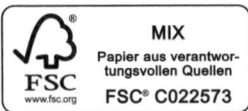

4., überarb. Auflage 2012 (Erstausgabe 2004)

Cover: Dipl.-Des. Anett Eickhoff
Illustrationen: Dipl.-Des. Anett Eickhoff, Dipl.-Des. Jens-Uwe Meyer
Lektorat: Dipl.-Medienwiss. Anett Walther
Font: ITC New Baskerville

Printed in Germany

© Carsten Dieme, Stillwasser Verlag

www.stillwasser.de
www.erythrophobie.de

ISBN: 978-3-9808696-1-4

Inhalt

Anhang

„Als ich sie erröten sah"

All mein Wirken, all mein Leben
Strebt nach dir, Verehrte, hin!
Alle meine Sinne weben
Mir dein Bild, o Zauberin!

Du entflammest meinen Busen
Zu der Leier Harmonie,
Du begeisterst mehr als Musen
Und entzückest mehr als sie!

Ach, dein blaues Auge strahlet
Durch den Sturm der Seele mild,
Und dein süßes Lächeln malet
Rosig mir der Zukunft Bild.

Herrlich schmückt des Himmels Grenzen
Zwar Auroras Purpurlicht,
Aber lieblicheres Glänzen
Überdeckt dein Angesicht.

Wenn mit wonnetrunknen Blicken,
Ach, und unaussprechlich schön
Meine Augen voll Entzücken
Purpurn dich erröten sehn.

Bernhard Ambros Ehrlich
(1765? - 1827)

Vorwort

Wieder mal rot angelaufen wie eine Tomate? Man möchte einfach nur im Erdboden versinken! Vielen Menschen passiert das. Bei nicht wenigen legt sich das im Laufe der Zeit. Doch was, wenn nicht? Was, wenn das Problem bleibt und allein die Angst davor wieder zum Erröten führt? Dann beginnt ein Angstkreislauf.
Dieses Gefühl kenne ich noch allzu gut, denn einer von ihnen war ich - vor mehr als 15 Jahren.

Viel Zeit ist inzwischen vergangen – eine spannende Zeit. Mittlerweile ist die vierte überarbeitete Auflage des Buches erschienen. Wieder sind neue Methoden hinzugekommen; neue Studien, Erkenntnisse und Erfahrungen Betroffener flossen ein. Das Buch wurde u.a. im Stern vorgestellt, ich gab Interviews für verschiedene Zeitschriften und Radiosendungen und war Ansprechpartner bei Studien zum Thema.

Doch von Anfang an ...

Als junger Mann, der nicht länger in den banalsten Situationen erröten wollte, suchte ich zunächst nach Informationen zu meinem Problem. Das gestaltete sich sehr schwierig, denn kaum jemand wusste wirklich, etwas mit der Thematik anzufangen. Die meistgehörten Sätze in dieser Zeit waren „Das ist doch normal." oder „Da kann man nichts machen."
Aber ich wollte das nicht akzeptieren, recherchierte weiter und sammelte jede Information, die ich finden konnte. In der Hoffnung, auch andere zu erreichen und diesen eine ehrliche und anonyme Anlaufstelle zu bieten, erstellte ich parallel eine Homepage. Immer mehr suchten auf der Seite um Rat und tauschten sich im Forum aus.
Während dieser Zeit habe ich nicht nur meinen persönlichen Ausweg gefunden, sondern mich auch mit vielen tollen Menschen persönlich getroffen. Mit einigen von ihnen verbindet mich noch heute eine tiefe Freundschaft. Rückblickend betrachtet war „mein Weg" zwar lang, aber gar nicht so schwer, man muss nur wissen, wie. Heute bin ich „frei" und zeige euch, wie auch ihr es schaffen könnt.

Der Homepage folgte der immer lauter werdende Ruf nach einer ausführlichen Zusammenfassung aller Erkenntnisse – einem Buch. Die Idee fand ich spannend und im Jahr 2004 erschien die erste Ausgabe. Das Buch liegt mir sehr am Herzen. Es ist das Ergebnis des Austausches mit tausenden Betroffenen und Experten aus der ganzen Welt und vereint so aktuelle Forschungsergebnisse mit traditionellem Wissen. Alle bekannten Lösungswege, detaillierte Beschreibungen und Illustrationen, Techniken und Hilfsmittel sind enthalten. Darüber hinaus gibt es Tipps speziell für Angehörige und Erfolgsberichte ehemals Betroffener.

Mit diesem Buch möchte ich vor allem die Betroffenen selbst erreichen, ihnen Mut zusprechen und aufzeigen, dass es für jeden eine individuelle Lösung gibt. Das Thema „Erythrophobie" sollte nicht länger tabuisiert werden! Ich würde mir wünschen, dass die Offenheit dieses Buches zu einem offeneren Umgang mit der Thematik beiträgt. Dieser ist ein wichtiger Schlüssel zu einem „normalen" Leben, denn Vielen fällt es schwer, sich mit der Problematik auseinander zu setzen und mit jemandem darüber zu reden. Sie sehen das unkontrollierte Erröten als Schwäche oder gar Krankheit. Dabei sind die Ursachen meist psychischer Natur, wie eine falsche Bewertung, Angst oder Leistungsdruck, und können individuell gelöst werden.

Aufgrund der intimen Thematik und eines sehr persönlichen Austausches mit vielen Betroffenen hat sich auf meiner Homepage das „per du" durchgesetzt. Diese ungezwungene Form der Anrede übernehme ich deshalb auch im Buch.

An dieser Stelle möchte ich mich auch für die vielen Rückmeldungen der letzten Jahre bedanken! Ich freue mich natürlich auch weiterhin darüber!

Ich habe es geschafft und ihr könnt das auch!

Einführung

Einführung

Jeder Mensch kennt das Gefühl der Angst. Sie sorgt dafür, dass man sich nicht unnötig in Gefahr begibt. Und bei jedem Menschen gibt es eine Grenze, an welcher er beginnt, darüber nachzudenken, was andere über ihn denken. Wäre das nicht so, gäbe es weder Achtung noch Respekt vor dem jeweils Anderen. Ein vernünftiges Zusammenleben in einer Gemeinschaft wäre unmöglich.
Doch es gibt auch Menschen, die tagtäglich über sich und ihre Angst nachdenken und Situationen, welche anderen normal erscheinen, sehr viel sensibler wahrnehmen. Sie werden sehr schnell rot und fühlen sich dem hilflos ausgeliefert.

„Ich bin der einzige Mensch auf der Welt, der ständig rot wird! Warum ich?" Diese Aussage ist typisch für viele Menschen, die unter dem Phänomen „Angst vor dem Erröten" leiden. Ihnen schießt die Röte in den belanglosesten Situationen ins Gesicht: an der Kasse, in der U-Bahn oder bei Familienfeiern. Sie versuchen das Erröten zu unterdrücken, was jedoch dazu führt, dass es noch stärker wird. Im Laufe der Zeit bestimmt dieses Problem den Alltag.

Die Betroffenen selbst sind oft ganz verwundert, wenn sie erfahren, dass sie nicht allein sind. Und fast alle waren der Meinung, es gäbe für sie keine Hilfe. Umso erstaunter sind sie, wenn sie sehen, dass es darüber hinaus eine Vielzahl von Lösungswegen gibt und somit auch einen für sie.

Was es bedeutet, unter „Erythrophobie" zu leiden, welche Lösungsmöglichkeiten es gibt und was ehemalige Betroffene über ihren persönlichen Weg schreiben, erfahrt ihr in diesem Buch.

Jeder kann es schaffen!

Kapitel 1: Gesellschaft und Medien

Die Welt verändert sich. Und zwar ständig. Was gestern noch wichtig schien, kann morgen schon vollkommen irrelevant sein. Werte, Normen und Ziele verschieben sich im Vergleich zu vergangenen Zeiten in rasantem Tempo. Vor allem der enorm gestiegene Einfluss der Medien auf die Gesellschaft ist ein entscheidender Faktor bei dieser Entwicklung. Heutzutage kann man von einer medialisierten Gesellschaft sprechen, in der Bücher, Radio, Fernsehen und mittlerweile Internet zum Alltag gehören. Diese Medien prägen in hohem Maße das Bild, das wir von der Welt haben. Aber Medienunternehmen werden hauptsächlich nach marktwirtschaftlichen Gesichtspunkten geführt. Und was sie produzieren, ist oft eine schöne Scheinwelt mit lauter attraktiven Menschen.
Momentan gilt die Nachfrage dem Erfolgstypen. Ein solcher Erfolg wird heute vielfach dadurch definiert, dass man gut gekleidet ist, eine „wichtige" Stellung innehat und vor allem ein dickes Auto fährt. Das Auto als Statussymbol Nummer eins kann man stets präsentieren und seinen Erfolg faktisch jedem „beweisen". Nicht ganz so wichtig für das äußere Bild gelten dann gemeinhin das familiäre Glück, Kinder oder charakterliche Züge. Aber ist das wirklich so?

Werte wie Familie, Treue, Ehrlichkeit und Liebe sind heute wichtiger denn je, nur sind sie eben in den Augen der Medienmacher „langweilig". Auf die Siegertypen ist der Fokus gerichtet, denn diese bringen Einschaltquoten. Nicht wenige fühlen sich davon angezogen, sie wollen auch ein „Sieger" sein. Die Gefahr dabei ist, dass in den Köpfen vieler, vor allem junger Menschen eine falsche Realität entsteht. Es formt sich das Bild eines perfekten Menschen, der jede Lebenslage souverän meistert. Schwäche ist nicht erlaubt und diese zuzugeben schon gar nicht. Sehr sensible Menschen können im realen Leben an dieser Messlatte regelrecht zerbrechen. Dass es heutzutage tatsächlich noch Diskussionen gibt, ob Männer weinen dürfen oder nicht, zeigt dies überdeutlich. Die momentane Krönung des Perfektionswahnes: die Gewinnerin eines Modelwettbewerbs gewinnt eine Schönheitsoperation! Ich denke, dies bedarf keines weiteren Kommentars.

Keineswegs soll hier der Eindruck erweckt werden, die Medien wären alleinverantwortlich für die große Anzahl angstgeplagter Menschen, dennoch ist der mediale Einfluss auf die heutigen „Idealvorstellungen" und dem damit einhergehenden ständigen Vergleich mit diesen fiktiven Idealen nicht von der Hand zu weisen.

Ein weiteres und zunehmendes Problem unserer heutigen Gesellschaft ist das Singledasein. Noch nie gab es so viele alleinlebende Menschen, die in anonymen Großstädten nebeneinander her existieren. Man sieht sich ab und zu, grüßt vielleicht sogar, aber kennt sich nicht. Stattdessen nimmt der Medienkonsum in den eigenen vier Wänden zu und wird vermehrt zum Tagesritual. Auf diese Weise können sich wiederum unrealistische Wunschbilder von sich selbst und anderen im Kopf festsetzen. Tatsache ist, dass die zunehmende Anonymisierung sozialen Phobien förderlich ist. Die Kommunikation findet nicht mehr direkt von Mensch zu Mensch statt, sondern via Telefon, SMS oder E-Mail. Selbst der Einkauf verlagert sich mehr und mehr auf das anonyme Internet. Der soziale Umgang mit Menschen wird verlernt. Die Folge: Ein vermehrter Rückzug und eine Zunahme der zwischenmenschlichen Probleme, die sich für den einzelnen in unterschiedlichen Ängsten äußern können. Eine dieser Ängste ist die Erythrophobie, die Angst vorm Erröten.

Gerade beim Phänomen Erröten haben sich trotz all des Wertewandels die Ansichten scheinbar über Jahrhunderte gehalten. Noch immer wird Gesichtsröte von den meisten Außenstehenden mit Scham, Lüge oder „Erwischtsein" gleichgesetzt. Einige belustigen sich sogar daran, teils aus Schadenfreude, teils aus Unwissenheit, was sie den Betroffenen damit antun. Die Reaktion derer, die erröten: sie igeln sich ein. In der letzten Zeit bröckeln diese Schutzwälle und langsam erwacht das stille Phänomen „Erythrophobie" auch in den Köpfen anderer aus seinem Dornröschenschlaf. Es gibt sogar Kunst zum Thema Gesichtsröte und mehr und mehr Menschen entwickeln ein Verständnis für die „Angst vor dem Erröten".

Kapitel 2: Angst

Momentan rücken Ängste und Phobien vermehrt ins Rampenlicht. Sie scheinen oft nicht nachvollziehbar und in den Augen einiger Menschen sind sie schlichtweg eine Art Modeerscheinung. Doch wie sah das im Laufe der menschlichen Entwicklung wirklich aus?
Diese Frage ist schwer zu beantworten. Tatsache ist, dass Ängste Urinstinkte in uns sind, die zu bestimmten Zeiten der Evolution ihren Sinn erfüllten, nämlich entweder auf Kampf oder auf Flucht vorzubereiten, wenn Gefahr drohte. Ein Teil dieser Ängste erfüllt auch heute noch seinen Sinn, wie die Angst vor Höhe, die uns davor bewahrt, sich allzu leichtsinnig auf einem Baum zu bewegen. Andere wiederum haben ihren eigentlichen Sinn verloren, wie die Angst vor giftigen Spinnen oder Schlangen in unseren Breiten. Dennoch tragen wir diese Urinstinkte in uns.
Gesunde Menschen spüren diese Angstgefühle, wenn sie ihre vertraute Umgebung verlassen. Angst entsteht, wenn man das Gefühl hat, etwas nicht unter Kontrolle zu haben. Manche Menschen haben dieses Gefühl allerdings übersteigert und in Situationen, die anderen oft völlig belanglos erscheinen. Sie reagieren phobisch, das heißt sie reagieren mit deutlichen Angstsymptomen, ohne dass eine „echte" Gefahr vorliegt. Sie werden dann von ihren Gefühlen vollkommen überrannt, fühlen sich ausgeliefert und hilflos. Wissenschaftler schätzen, dass es über 500 Auslöser, so genannte „Trigger" für phobische Reaktionen gibt, eine nahezu unvorstellbare Anzahl und Situationsvielfalt.[1] In Deutschland sind nach Schätzungen rund 15% der Erwachsenen von diesen übersteigerten Ängsten betroffen.[2] Es handelt sich hierbei also um eine beträchtliche Anzahl, nur spricht kaum einer der Betroffenen offen darüber. Man will nicht als „anormal" oder gar krank dastehen. Durch dieses „Totschweigen" und die Tatsache, dass Betroffene gelernt haben, ihre Phobien zu verstecken und zu überspielen, teilweise sogar durch Aggressivität, entsteht oft der Eindruck, dass Phobien eher selten sind.

Im Grunde sind wir heute Nachkommen der Angsthasen.[3] Menschen, die die Angst in den Genen mit sich trugen, waren sehr viel wachsamer und hatten dementsprechend eine höhere Überlebenschance als solche, die sich vermehrt Gefahren stellten. Ängstliche Menschen konnten sich folglich häufiger fortpflanzen. Angst ist also eine Art Erfolgsrezept der Evolution, welches sich bewährt hat.

In der Vergangenheit ging man davon aus, dass alle Ängste erlernt (konditioniert) und eine Folge unangenehmer Erfahrungen seien. Untersuchungen haben aber gezeigt, dass nur ein Teil der Angst durch solche Ursachen ausgelöst wird.[4] Eine weitere Theorie war und ist das „Modell-Lernen" bzw. „soziales Lernen", welche besagt, dass übertrieben ängstliches Verhalten durch Abschauen erlernt und angenommen wird. Das ist aber ebenfalls nur ein Teil des Ganzen, denn heute weiß man, dass eine genetisch veranderte Empfindsamkeit oder Angstanfälligkeit mit sehr hoher Wahrscheinlichkeit vererbt wird und so die Entstehung einer Phobie (übersteigerte Angst) begünstigt.[5] Man vermutet eine gewisse Überaktivität der Amygdala (Zellenansammlung im Vorderhirn).[6] Kommen hier dann „Modell-Lernen" und evtl. „auslösende Situation" hinzu, kann eine Phobie entstehen.

Dabei sind Menschen mit Phobien keineswegs generell ängstlich oder risikoscheu. Unter ihnen gibt es auch Extremsportler, die sich in gefährliche Situationen begeben und deren Lohn der daraus resultierende „Adrenalinkick" ist. Eine Phobie bezieht sich nur auf ganz bestimmte Auslöser.

Auch darf man eine Phobie nicht grundsätzlich negativ werten, denn sie bietet, so surreal das auch immer klingen mag, auch Chancen.

So sind Menschen mit einer sozialen Phobie oft sehr anspruchsvoll und zielstrebig. Dieser Anspruch an sich selbst ist zwar einerseits viel zu oft zu hoch, aber nur so kann man beispielsweise herausragende Leistungen erzielen. Diese Angst, als lächerlich dazustehen, zu versagen oder den Ansprüchen nicht zu genügen war es, die viele bekannte Persönlichkeiten, Leistungssportler oder auch Musiker vorantrieb und auch heute noch vorantreibt. Natürlich sprechen sie nicht darüber und deshalb weiß auch niemand von ihren Ängsten. Nach außen wirken sie „perfekt".

Ein Beispiel für den Unterschied zwischen Fiktion und Wirklichkeit ist Robbie Williams. Für viele Frauen ist er ein machohaftes Sexsymbol, für Männer oft das beneidete Idealbild „Mann". In persönlichen Interviews aber gesteht er ein, ein schüchterner Mensch zu sein. Er sagt, dass er mittlerweile eine „Burg" um sich herum gebaut hat, die ihn schützt. Es ist eine Fassade. Wenn er auf die Bühne geht, ist er „Super-Robbie" und ein ganz anderer Mensch, kommt er aber herunter, ist er wieder Robbie. Dieser im realen Leben auch unsichere Mann leidet sogar phasenweise an Depressionen.[7] Diese Seite aber kennen die wenigsten. Viele sehen in ihm leider nur die gepushte Kunstfigur, also nur eine Seite der Medaille und wollen so sein wie er.

Oder betrachten wir den Komiker Heinz Erhard. Er konnte auf der Bühne die Blicke des Publikums nicht ertragen. Daher trug er in dieser Situation eine Brille mit Fensterglas. So sah er die Zuschauer nur verschwommen und fühlte sich sicherer.[8]

An diesen Beispielen, und derlei Fälle gibt es noch viele, kann man sehen, dass Unsicherheit, Scham und Angst auch bei Leuten vorkommen, bei denen man es nie erwartet hätte. Diese Erkenntnis hilft, die eigenen kleinen Schwächen zu relativieren und eher zu akzeptieren.

Was genau passiert nun eigentlich im Körper, wenn die Angst kommt?

Das zentrale Nervensystem des Menschen teilt sich in „autonomes und somatisches Nervensystem". Das „autonome Nervensystem" ist vom Menschen nicht direkt steuerbar, seinem direkten Willen also entzogen. Es wird auch als „vegetatives Nervensystem" bezeichnet. Das „somatische Nervensystem" regelt beispielsweise das Gehen und kann willentlich beeinflusst werden. Besonders von Interesse beim Thema „Angst" ist das „autonome Nervensystem" und hierbei zwei Teilbereiche, der Sympathikus und der Parasympathikus. Diese verlaufen von Hirnstamm und Rückenmark zu den einzelnen Organen und steigern oder verringern deren Tätigkeit. Sympathikus und Parasympathikus sind gleichzeitig aktiv, jedoch unterschiedlich stark und regeln je nach Intensität die Funktion einzelner Organe.

Der Sympathikus ist für die Vorbereitung auf das Flucht- oder Abwehrverhalten verantwortlich und sorgt beispielsweise dafür, dass der Blutdruck steigt und sich die Muskeln anspannen, wohingegen der Parasympathikus als Gegenspieler eher beruhigend wirkt und beispielsweise die Verdauung anregt. Beide haben also großen Einfluss auf unsere jeweilige Gefühlslage.

Nimmt nun bspw. das Auge oder Ohr eine vermeintliche Gefahr wahr, wird ein Signal von der Amygdala, die eine sofortige Reaktion auslöst,[9] an den Hypothalamus (Bereich im Zwischenhirn) gesendet und dieser umgehend aktiviert. Diese Reizübermittlung muss blitzschnell geschehen, sozusagen, bevor es „zu spät" ist. Dieses Relikt stammt noch aus Urzeiten, denn es schützte den Menschen vor Gefahren. Ein objektives Abwägen wird von dieser „Sicherheitszentrale" unterbunden und der Körper reagiert. Möglichkeiten eines „Fehlalarms" sind nicht auszuschließen. Da von der Amygdala eine Vielzahl an Nervenbahnen ausgeht, ist sie in der Lage, die unterschiedlichsten Systeme im Körper anzuregen. Die Amygdala aktiviert zunächst den Hypothalamus, welcher ein Hormon ausschüttet. Dieses Hormon wirkt auf die Hypophyse (Hirnanhangsdrüse), welche dann ein Stresshormon ausschüttet.[10] Dieses regt dann die Nebenniere an, die nun ihrerseits ein Stresshormon (Cortisol) ausschüttet. Parallel dazu werden Adrenalin und Noradrenalin (Botenstoffe) ausgeschüttet, das sympathische Nervensystem also aktiviert. Der Körper wird auf Flucht- oder Kampfreaktion eingestellt, was sich in direkten körperlichen Reaktionen zeigt. Das Ganze passiert binnen einiger Zehntel Sekunden.

Folgende körperliche Reaktionen werden im Falle einer Stress-situation vom Sympathikus ausgelöst:

- das Herz schlägt schneller, bis zu 200 Schläge pro Minute
- die Blutgefäße werden zum schnelleren Sauerstofftransport eng gestellt
- die Atemwege werden erweitert
- der Blutdruck und der Zuckerspiegel steigen

- das Gehirn wird vermehrt mit Blut und somit Sauerstoff versorgt (einige erröten jetzt)
- Schweißdrüsen arbeiten stärker
- Haare stellen sich auf
- die Pupillen weiten sich
- Muskeln werden stärker durchblutet
- die Darmaktivität nimmt ab

All diese Reaktionen zusammen bereiten den Körper bestmöglich und in kürzester Zeit auf eine mögliche Aktivität vor. Je nach körperlichen Gegebenheiten treten diese Reaktionen bei den Betroffenen in unterschiedlichem Maße auf und werden auch unterschiedlich wahrgenommen. So passiert es, dass einige vermehrt schwitzen, stark zittern oder eben auch vorrangig erröten. Nimmt man diese Reaktionen bewusst wahr und besetzt diese mit einer negativen Bewertung, kann das dazu führen, dass ein Angstkreislauf entsteht. Einerseits kann es passieren, dass der Körper die Angstreaktionen, wie das Erröten, selbst als zusätzliche Gefahr einstuft und damit diese Reaktionen noch verstärkt oder aber in der Gedankenwelt des Betroffenen ein Teufelskreis aus auslösenden Gedanken, Rötungswahrnehmung und negativer Wertung zu einem stärkeren Erröten führt.

In bestimmten Situationen ängstlich zu sein, ist absolut normal. Angst schützt uns vor Gefahr und voreiliger Handlung. Wenn man jedoch sehr oft oder täglich von dieser Angst gepeinigt wird und/oder seinen Alltag der Angst unterordnet, indem man beginnt, bestimmte Situationen zu meiden, besteht durchaus die Gefahr einer Angststörung. Dann sollte man sich nicht scheuen, Hilfe zu suchen und auch anzunehmen. Je eher man beginnt, desto schneller findet man zu einem angstfreieren Leben.

Kapitel 3: Das Erröten

„Erröten ist die eigentümlichste und menschlichste aller Ausdrucksformen".[11] Das sagte der britische Naturforscher Charles Darwin. Doch was bedeutet „Erröten"? Erröten meint den sichtbaren Wechsel bestimmter Hautpartien, vorrangig Gesicht, Hals und Dekollete ins Rötliche. Um genauer erläutern zu können, was beim Erröten geschieht, muss man sich zuvor eingehend mit der Haut, den unterschiedlichen Rötungsformen und den Vorgängen im Körper beschäftigen.

Die Haut

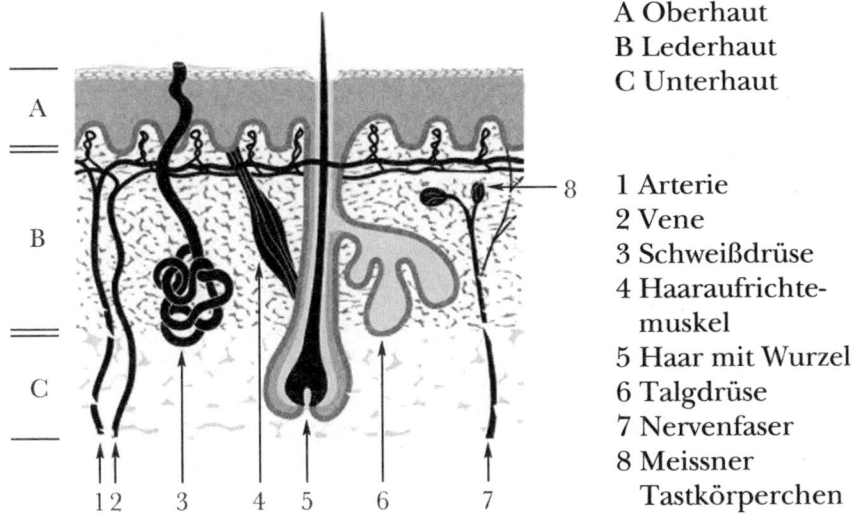

A Oberhaut
B Lederhaut
C Unterhaut

1 Arterie
2 Vene
3 Schweißdrüse
4 Haaraufrichte-
  muskel
5 Haar mit Wurzel
6 Talgdrüse
7 Nervenfaser
8 Meissner
  Tastkörperchen

Bild 1: Schnitt durch die Haut

Die Haut eines erwachsenen Menschen hat eine Fläche von ungefähr zwei Quadratmetern. Sie ist, obwohl nur wenige Millimeter dick, gleichzeitig Schutzschild, Speicherorgan, Sinnesorgan und Wärme-

21

regulator. Die Temperaturempfindung wird über Kalt- und Warmrezeptoren gesteuert. Bei diesen Rezeptoren handelt es sich wahrscheinlich um freie Nervenendigungen, die als Kaltrezeptoren in der Oberhaut und Warmrezeptoren in der Lederhaut liegen.[12] Diese Warmrezeptoren sind es, die uns die Wärme beim Erröten spüren lassen.

Die normale Rosafärbung der Haut von Angehörigen des hellhäutigen Typus hängt von der Dicke der obersten Hautschicht und der Durchblutung der mittleren Hautschicht ab.[13]

Grundsätzlich teilt man das Erröten in drei Rötungsformen ein: „blushing", „flushing" und „permanent redness".

„Blushing" bedeutet psychisch bedingtes Erröten, welches beispielsweise durch Angst, Überraschung oder Scham ausgelöst werden kann. Es geschieht meist sehr schnell und klingt auch schnell wieder ab.

„Flushing" meint ein eher physisch bedingtes Erröten, was bedeutet, dass hier körperliche Faktoren die Hauptrolle spielen, wie der Temperaturausgleich z.B. nach Sport oder Sex oder aber auch nach Kaffee- oder Alkoholgenuss. Dies geschieht meist langsam und hält auch lange an.

Unter „permanent redness" versteht man ständig gerötete Haut. Dies ist unter Umständen auf eine Schilddrüsenüberfunktion, Bluthochdruck, Fieber oder aber auch Allergien zurückzuführen. Rosazea (Entzündung der Gesichtshaut) oder Couperose (kleine sichtbare Äderchen) können ebenfalls in diese Kategorie fallen.

Rötungen, wie Hautreizungen durch eine Rasur oder bei einem Sonnenbrand treten ebenfalls auf, sollen aber bei dieser Betrachtung außen vor bleiben.

Da sich die Röte nicht immer klar abgrenzen lässt und auch Mischformen auftreten, ist eine eindeutige Zuordnung zu den einzelnen Rötungsformen nicht in jedem Fall möglich.

Des Weiteren unterteilt man die Ausprägung der Röte im Gesicht. So gibt es das „ganzflächige Erröten", das „geographische Erröten", was sich auf Teilbereiche konzentriert, wie z.B. die „Schmetterlingsform" oder „rote Ohren" und darüber hinaus sogenannte „hektische Flecken". Dieses fleckenhafte Erröten kann sich über Gesicht, Hals, Dekolleté bis über den oberen Rücken ziehen. Etwas getrennt betrachtet man bei dieser Klassifizierung dann auch noch Rosazea und Couperose (siehe „Verwandtes").

Zusammengefasst kann man sagen, dass alle Rötungsformen auch in allen Rötungsausprägungen auftreten können, sprich bspw. das schnelle Erröten sowohl ganzflächig als auch geographisch in Erscheinung treten kann etc. Die individuelle Formgebung der Rötung wird nach heutigem Wissen sehr wahrscheinlich vererbt.

Zum besseren Verständnis folgen nun bildhafte Darstellungen der möglichen Rötungsausprägungen.

Rötungsausprägungen:

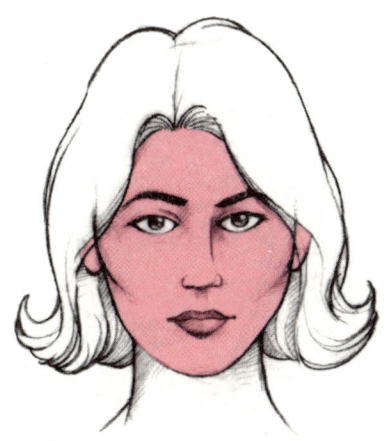

Bild 2: Erröten im gesamten Gesicht

23

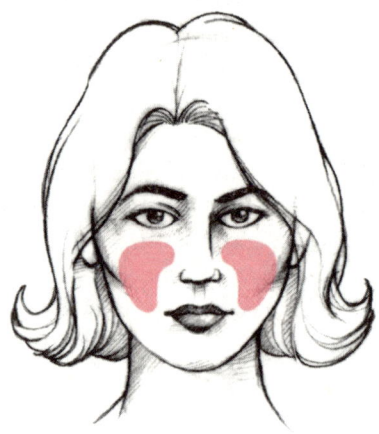

Bild 3: Schmetterlingsform (geographisches Erröten)

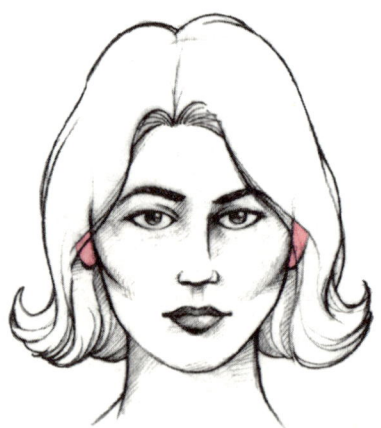

Bild 4: Rote Ohren (geographisches Erröten)

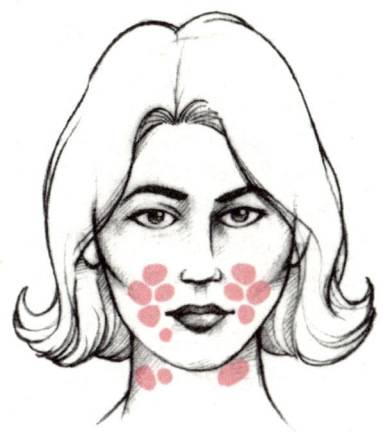

Bild 5: Hektische Flecken

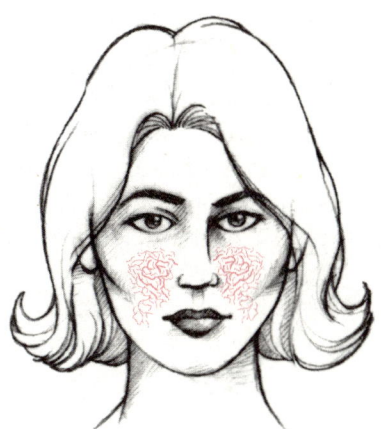

Bild 6: Couperose

Diese Ausprägungen können auf unterschiedliche Weise entstehen.

Psychisch bedingtes Erröten (blushing) entsteht im Zuge der körperlichen Angstreaktionen (siehe Kapitel 1), die vom Sympathikus ausgelöst werden in Kombination mit der eigenen Bewertung der Situation. Der Blutdruck steigt, die Blutgefäße im übrigen Körper stellen sich für einen schnelleren Transport enger, das Gehirn wird vermehrt mit Blut versorgt und die Haut wird im Regelfall bleicher. Bei Menschen, die zu Gesichtsröte neigen, kommen nun aber physiologische Besonderheiten zum Tragen, nämlich die relativ „dünne" Oberhaut und die starke Durchblutung der Lederhaut. Vielfach ist auch das Bindegewebe bei den Betroffenen schwächer ausgebildet. Die vermehrte Blutmenge im Kopf ist nun nahezu „sichtbar", nämlich als Röte im Gesicht, die unterschiedliche Intensitäten aufweisen kann. Die Röte ist dann für Außenstehende nicht nur zu sehen, sondern für die Betroffenen auch fühlbar. Die Gesichtsröte wird dann durch eine „aufsteigende Hitze" im Gesicht wahrgenommen.

Körperlich bedingtes Erröten (flushing) entsteht durch Einwirkungen externer Faktoren, wie schnelle Temperaturänderungen, und innerer Faktoren, wie heiße Getränke oder Alkohol. Der Körper möchte dann abkühlen und dies führt bei einer zu Rötungen neigender Haut zu verstärkter Durchblutung der Gesichtshaut. Dies ist verbunden mit einer Gefäßerweiterung (Vasodilation) und die Röte ist somit stärker sichtbar. In einigen Fällen können die Gefäßwände durchlässig werden. Dann stoßen Mastzellen (Abwehrzellen) größere Mengen Histamin (Hormon) aus und das wiederum kann zu Hautirritationen bis hin zu dauerhaft sichtbaren Hautrötungen führen[14] (permanent redness).

Der Zusammenhang zwischen Blutflusszunahme und Farbtonänderung bei bestimmten Menschen wurde wissenschaftlich nachgewiesen. Es gibt zwei Möglichkeiten, dies zu messen: einmal durch die Beobachtung durch Außenstehende, wobei hierbei jedoch Wahrnehmungsdifferenzen sehr wahrscheinlich sind, zum anderen durch optisch-physikalische Messungen. Diese sind sehr genau und man kann bei der Messung sowohl ein sogenanntes Spektralphotometer einsetzen (ein Gerät, mit welchem man Helligkeit und Farbwerte exakt messen kann) als auch Digitalfotos erstellen, die dann mit einem Fotobearbeitungsprogramm ausgewertet werden.[15] Beim Erröten wird die sogenannte Fluxreaktion gemessen, also die Durchblutungsveränderung, wobei Temperatur, Farbe und Helligkeit der Haut gemessen werden.[16] Wissenschaftlich gesehen nimmt bei einem Erröten der Rotanteil zu, Gelbanteil und Helligkeit sind leicht rückgängig. Die Hauttemperatur steigt dabei um ca. 0,15 °C.

Das Ergebnis einer solchen Messung: am häufigsten erröteten die Wangen. Das geschah innerhalb von zwei bis drei Sekunden nach einer gezielten Schamauslösung. Nach zehn bis 20 Sekunden erreichte die Röte ihren Höhepunkt und nach 30 bis 40 Sekunden war die Röte nahezu verschwunden.[17] Sie pegelte sich dann ganz leicht oberhalb der Ausgangssituation mit normaler Hautfärbung ein.

Interessant für die Forscher war, dass die Fluxreaktion bei Scham deutlich stärker ausfiel, als bei Überraschung oder Furcht. Das lässt darauf schließen, dass nicht der Flucht- oder Kampfreflex allein für die Intensität der Röte verantwortlich sind, sondern weitere individuelle Faktoren, wie z.B. Selbstwahrnehmung ebenfalls eine wichtige Rolle spielen.

Eine neue Studie aus Australien[18] zeigt, dass auch die Abflussgeschwindigkeit des Blutes aus dem Gesicht eine Rolle spielen könnte. Bei Erythrophobikern ist diese nach Aussagen der Wissenschaftler langsamer. Genaueres ist noch nicht geklärt. Es wird aber weiter geforscht.

Das Rotwerden allein ist es jedoch nicht, was eine Erythrophobie auslöst. Hinzu kommen weitere Faktoren, die ich im nächsten Kapitel näher erläutern möchte.

Kapitel 4: Erythrophobie – die Angst vorm Erröten

Der Begriff „Erythrohobie" stammt aus dem griechischen und setzt sich zusammen aus „erythros" für „rot" und „phobie", was „Furcht" oder medizinisch korrekt „krankhafte Furcht" bedeutet. Der Gott „Phobos" war in der griechischen Mythologie ein Synonym für Furcht. Eine Zeit lang wurde auch der Begriff „Ereuthophobie" in der Fachwelt benutzt, welcher sich aber nicht durchsetzte.

Die Erythrophobie wird oft in einem Atemzug mit der sozialen Phobie genannt, da das Erröten ein mögliches Symptom der sozialen Phobie ist. Dieses Unterordnen ist nicht immer angebracht. Da aber sehr viele Parallelen zwischen beiden bestehen, möchte ich zunächst die soziale Phobie beleuchten und nachfolgend auf die Erythrophobie eingehen.

„Soziale Phobie" wird nach der internationalen Klassifikation der Krankheiten (ICD-10-F40.1) wie folgt definiert: „Furcht vor prüfender Betrachtung durch andere Menschen, die zu Vermeidung sozialer Situationen führt. Umfassendere soziale Phobien sind in der Regel mit niedrigem Selbstwertgefühl und Furcht vor Kritik verbunden. Sie können sich in Beschwerden wie Erröten, Händezittern, Übelkeit oder Drang zum Wasserlassen äußern. Dabei meint die betreffende Person manchmal, dass eine dieser sekundären Manifestationen der Angst das primäre Problem darstellt. Die Symptome können sich bis zu Panikattacken steigern."

Die soziale Phobie ist beispielsweise in den USA die dritthäufigste Störung nach Alkoholabhängigkeit und Depression[19] und wird allgemein umschrieben als Angst, der Beurteilung anderer ausgesetzt zu sein. Es sind vor allem Angst- und Schamgefühle, die nicht nur in kritischen Situationen sondern vor allem im Vorfeld auftreten.[20] Der Betroffene ist überzeugt, dass das eigene Verhalten als ungeschickt oder peinlich bewertet oder er gar für unintelligent gehalten wird. Ein Beispiel: jemand wird bei einer Verhandlung rot, weil er eine Frage nicht sofort beantworten kann. Der Gesprächspartner sagt, er müsse doch nicht gleich rot werden. Der Betroffene fühlt sich in solch einer

Situation inkompetent und ausgeliefert. Daher entwickelt er ein Vermeidungsverhalten, was seine Situation jedoch noch verschlimmert. Die möglichen Folgen sind weniger soziale Kontakte, wenige Freundschaften, die dann aber sehr tief sind. Studien haben ergeben, dass Betroffene häufig ein geringeres Einkommen haben, verbunden mit einem niedrigeren sozialen Status.[21] Einige meiden sogar Ausbildung oder Studium gänzlich. Sie sind seltener verheiratet, weil es für sie einfach schwerer ist, einen Partner zu finden. Hier zeigen sich die weitreichenden Auswirkungen sehr deutlich und so sind einige Fachleute der Ansicht, dass man den Begriff „Phobie" durch „Angststörung" ersetzen sollte, da „Phobie" suggeriere, es würde sich nur um ein kleines Problem handeln. Sie empfehlen den Begriff „Soziale Angststörung".[22] Wenn man die weitreichenden Auswirkungen auf das Leben der Betroffenen betrachtet, ist dies absolut zu unterstützen. Gemeinhin spricht man jedoch immer noch von „sozialer Phobie".

Trotz der vielen Gemeinsamkeiten zwischen sozialer und Erythrophobie ist es jedoch u.U. durchaus sinnvoll, die Erythrophobie separat zu betrachten. Zwar tritt diese häufig in Verbindung mit der sozialen Phobie auf, dennoch kann man sie nicht pauschal unterordnen. Erste Erkenntnisse[23] deuten darauf hin, dass Soziophobiker eine stark erhöhte Aufmerksamkeit auf die eigene Wirkung haben, Erythrophobiker hingegen diese Aufmerksamkeit primär auf ihren körperlichen Zustand (Puls, Erröten etc.) richten. Erythrophobiker fürchten nur indirekt den anderen Menschen, viel mehr die eigene körperliche Reaktion und die damit verbundene mögliche Wertung durch andere. Sie haben Angst vor dem Erröten. Um es noch plastischer darzustellen: Einige Betroffene wollen einfach nur das einzige, was nur ihnen gehört, nämlich die eigene Gefühls- und Gedankenwelt, für sich behalten. Mit dem Erröten ist ihnen das genommen. Mehr noch, nicht nur, dass man ihnen die Unsicherheit etc. ansehen kann, jetzt können sogar noch Gedanken über Fehlinterpretationen der Außenstehenden hinzukommen, weil er sich überlegt „Wenn ich jetzt erröte, denkt der andere ...", obwohl dem gar nicht so ist. Es ist also schon allein die Möglichkeit, der andere könnte bei einem möglichen Erröten dieses oder jenes denken, was den Erythrophobie-Betroffenen in vielen alltäglichen Situationen erröten lässt. Diese fast schon absurde Situation lässt dem Erythrophobiker keine Ruhe.

Charles Darwin schreibt dazu: „Nicht das einfache Nachdenken über unsere eigene Erscheinung, sondern der Gedanke, was andere von uns denken, ruft ein Erröten hervor."[24]

Wodurch wird diese Angst hervorgerufen?

Biologisch betrachtet ist es eine Abfolge von Reizaufnahme und körperlicher Reaktion darauf (siehe Kapitel 2 + 3). Gedanklich aber ist es ein Kampf von Bedrohungsvorstellung und dem Bewusstsein, dass es eine übertriebene Reaktion ist, gegen den Versuch, diese für den Betroffenen unangenehme Reaktion zu unterdrücken. Hinzu kommt, dass die aufsteigende Röte für den Betroffenen zwar nicht sichtbar ist, aber als Wärme im Gesicht wahrgenommen wird. Der Versuch einer Unterdrückung wirkt sich jedoch negativ aus und die Röte nimmt sogar noch zu. Es entsteht ein Angstkreislauf:[25]

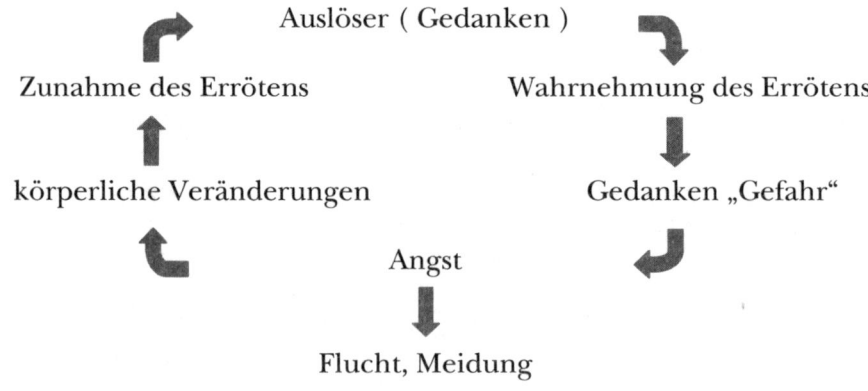

Auslöser (Gedanken)

Zunahme des Errötens   Wahrnehmung des Errötens

körperliche Veränderungen   Gedanken „Gefahr"

Angst

Flucht, Meidung

Die Vorstellung zu erröten führt zu einem tatsächlichen Erröten. Dieses wird wahrgenommen und als peinlich bewertet. Das führt zu vermehrter Angst und innerer Anspannung und die Röte nimmt zu ... Im Laufe der Zeit entsteht sogar eine Art Erwartungsangst, also Angst vor dem Angsthaben. Immer kleinere Auslöser genügen, um den Angstkreislauf in Bewegung zu setzen.

Der Betroffene ist sich durchaus bewusst, dass es vollkommen überzogene Gedanken sind, aber er fühlt sich dem hilflos ausgeliefert. Hinzu kommt, dass er die Beklommenheit und oft auch das Unverständnis des Gegenübers spürt. Da folgt dann ein verwunderter Blick auf die Wangen oder ein Themenwechsel bis hin zu einem „solidarischen Erröten" der anderen Person. Die über Jahre aufgebaute hohe Sensibilität macht sich in einer solchen Situation für den Betroffenen als Nachteil bemerkbar. Denn die wahrgenommene Reaktion des anderen verunsichert ihn selbst noch mehr. Blicke werden jetzt auch schnell als „Mitleid" oder gar „Spott" interpretiert und er fühlt sich unsicher und erniedrigt.

Wann wird Erythrophobie zu einem ernsten Problem?

Errötet man grundlos, sehr häufig, ist man (nahezu) täglich mit den Gedanken beim Erröten, richtet man sogar seinen Tagesablauf danach ein, vermeidet bestimmte Situationen und/oder fragt sich ständig, ob man denn rot sein könnte, dann kann man von einer Erythrophobie sprechen.

Typische Gedanken eines Erythrophobikers

- Ich bin der einzige auf der Welt, der errötet.
- Wenn das Erröten nicht wär, wär alles anders.
- Ich will nicht erröten!
- Ich will nicht, dass andere sehen, dass ich erröte!
- Es ist peinlich und erniedrigend, wenn ich erröte.
- Was denken andere über mich, wenn ich erröte?
- Die anderen halten mich dann für seltsam.
- Hoffentlich spricht mich jetzt keiner an.

- Jeder kann sehen, was ich fühle oder denke.
- Wenn ich jetzt rot werde, denken die anderen, ich bin verklemmt.
- Wie soll das bloß bei meiner Hochzeit werden, wenn ich vor allen tanzen muss?
- Wie soll ich jemals den Vortrag überstehen?

Erythrophobiker sind Meister des Versteckens. Sie wenden eine Vielzahl von kleinen Tricks und Vermeidungstaktiken an, um nicht ständig "verletzt, entwürdigt und entblößt" zu werden. Beispielhaft für dieses Sicherheitsverhalten zu nennen sind:

- Haare ins Gesicht fallen lassen
- stark schminken
- nach unten schauen
- sich gedanklich ablenken
- niesen, weil nach dem Niesen wäre eine Gesichtsröte ja erklärbar
- Vollbart
- luftige, kühle Kleidung
- verdeckende Kleidung, wie Rollkragenpullover oder Schals
- große Sonnenbrillen
- plötzlicher Themenwechsel
- einfach weggehen, wenn´s „brenzlig" wird
- Alkohol trinken
- Beruhigungsmittel
- Humor (selten)
- Raum kühlen durch Öffnen der Fenster
- Bevorzugung dunkler und kühlerer Plätze
- Vermeidung öffentlicher Verkehrsmittel
- Vermeidung von Familienfeiern
- Absage von Treffen mit Freunden wegen „Krankheit"

Doch was sind die Ursachen? Die genauen Gründe für die Angst vor dem Erröten sind noch immer nicht exakt geklärt. Theorien gibt es viele und letztlich ist es sehr wahrscheinlich eine Mischung aus Genetik, Erziehung und Umwelt, evtl. einem auslösenden Ereignis und der momentanen privaten Situation. Hinzu kommt eine individuelle Gewichtung dieser Faktoren.

Genetik

Immer mehr Wissenschaftler stützen die Annahme, dass die Neigung zu Angst in den Genen weitergegeben wird. Unterschiedlichste groß angelegte Studien in verschiedenen Ländern bestätigen dies. Es wird u.a. auch als mögliche „verringerte Erregungsschwelle neuronaler Angstschaltkreise" beschrieben.[26] Darüber hinaus wurde an Hirnströmen Neugeborener gezeigt, dass die spätere Neigung zu positiven oder negativen Emotionen wahrscheinlich vererbt wird und auch beim Thema Schüchternheit wurde aufgezeigt, dass eine Vererbung der Neigung sehr wahrscheinlich ist.[27,28] Das Risiko, beispielsweise eine soziale Phobie zu bekommen, sei um ein Vielfaches erhöht, wenn die Eltern bereits eine solche aufwiesen.[29]

Hier soll nicht der Eindruck entstehen, dass Ängste nur das Produkt des Erbgutes seien oder gar eine Erbkrankheit, aber es ist anzunehmen, dass die Neigung zu bestimmten Ängsten vererbt wird, was die Wahrscheinlichkeit einer späteren, tatsächlich eintretenden Angst erhöht.

Doch ist nicht nur die möglicherweise vererbte höhere „Bereitschaft" zu Ängsten, sondern auch die Hautbeschaffenheit relevant, die von Mensch zu Mensch verschieden ist. So fällt auf, dass einige Männer und Frauen gar nicht erröten, andere nur ganz leicht und wiederum andere erröten sehr stark. Die Form dieses starken Errötens ist wiederum individuell (siehe Kapitel 3).

Auch dieser Faktor oder Neigung und Hautbeschaffenheit zusammen sind noch kein „Garant" für eine Erythrophobie. Es ist die Kombination verschiedener Faktoren.

Erziehung und Umweltfaktoren

Im Alter von drei Jahren erkennen sich Jungen als Jungen und Mädchen als Mädchen.[30] Das ist auch die Zeit, in welcher sie beginnen, Scham zu empfinden und sich über ihr Wahrgenommen-werden Gedanken machen. Zwischen dem zehnten und fünfzehnten Lebensjahr kommen Kinder in die Pubertät. Genau diese Zeit ist es auch, die von den meisten Betroffenen angegeben wird, wenn sie gefragt werden, wann die bewusste Wahrnehmung der aufsteigenden Röte begonnen hat. Die Pubertät ist mit so vielen Veränderungen und neuen Eindrücken verbunden, dass gerade sie eine der schwierigsten Entwicklungsstadien ist. Pickel, Hormonschübe, körperliche Veränderungen, Erwachsenwerden – all das strömt in dieser Zeit auf jeden ein. Körperliche Veränderungen werden sehr stark wahrgenommen. Nicht jeder akzeptiert diese sofort und so kann es zu „Missempfindungen"[31] bestimmter Körperpartien kommen. Es folgen Vergleiche mit anderen und die Selbstbeobachtung sowie das Hinterfragen der Wirkung auf Außenstehende nehmen zu.

Früher nahm man an, dass Erythrophobie-Betroffene eine schwere Kindheit hatten und in einem von der Außenwelt abgeschlossenen prüden Haushalt groß wurden. Die Mutter galt als streng und ironisch und der Vater würde zu Jähzorn neigen. Sicher können hohe Anforderungen und eine strenge Erziehung Ängste auslösen, aber heute weiß man, dass die betroffenen Eltern eher mit Hingabe und sehr liebevoll mit ihren Kindern umgehen mit der Tendenz zu eher zu viel Liebe und Schutz. Eben nahezu genauso, wie die Betroffenen später selbst charakterlich beschrieben werden.
Beides, sowohl überkritische als auch überbehütete Erziehungsstile, können die Entwicklung eines positiven Selbstbildes mit ausreichend Selbstvertrauen behindern.[32] Eltern sollten ihren Kindern mehr Freiraum für eigene Aktivitäten und Entscheidungen lassen. Die daraus resultierenden Erfolge helfen beim Aufbau eines stärkeren Selbstwertgefühls.
Auffallend ist auch, dass viele Eltern die Denk- und Sichtweisen anderer oft für wichtiger erachteten als die eigenen. Ein konstruktives

Durchsetzen der eigenen Meinung ist aber ein wichtiger Bestandteil für eine selbstbewusste Entwicklung. Kinder übernehmen das Verhalten ihrer Eltern sehr schnell und haben es schwerer, Selbstvertrauen aufzubauen.

Momentane Situation

Die Beeinflussung durch Stress ist nicht zu unterschätzen. Das gilt sowohl für das private als auch für das berufliche Umfeld. Eine innere Anspannung ist ein Nährboden für Probleme und somit auch für die Erythrophobie. Betroffene beschreiben oft, dass die Angst- und Rötungsphasen schubartig verlaufen, d.h. dass es mal bessere und mal schlechtere Tage gibt, es sozusagen von ihrer Tagesform abhängig ist, ob und wie stark sie erröten.

Die typischen auslösenden Situationen unterscheiden sich in Leistungs- und Interaktionssituationen. Leistungssituationen sind z.B. eine öffentliche Rede, mündliche Prüfungen oder vor anderen zu bestellen/zu essen. Interaktionssituationen, also Situationen im Umgang mit anderen, sind beispielsweise eine Unterhaltung mit Fremden, Flirten, eine Reklamation in Geschäften, das Anstehen in einer Schlange und Bezahlen an der Kasse, die Benutzung öffentlicher Verkehrsmittel, das Fahren im Aufzug oder ganz allgemein Lob oder Kritik. Selbst Familienfeiern und das Mittagessen in der Kantine können für einige zur regelrechten Horrorvorstellung werden.

Erythrophobiker – was sind das überhaupt für Menschen?

Erythrophobiker sind sehr liebenswerte und sensible Personen, die immer ein offenes Ohr für die Sorgen und Nöte anderer Menschen haben. Häufig nehmen sie auch bei Gesprächen zwischen anderen Personen gewisse Spannungen wahr, bevor es den anderen bewusst wird. Sie sind gute Zuhörer und verstehen, was es heißt, ein „Problem" zu haben. Hier ein Auszug typischer Eigenschaften:[33]

- hilfsbereit
- rücksichtsvoll und einfühlsam
- harmoniebedürftig
- introvertiert und sensibel
- drängen sich nicht in den Vordergrund
- häufig verlegen und unsicher
- brauchen Bestätigung
- nehmen vieles zu persönlich
- machen sich zu viele Gedanken
- meist intelligent
- eher abwartend und beobachtend, zurückhaltend
- „fressen alles in sich hinein"
- fühlen sich verantwortlich und suchen Fehler und Probleme erst bei sich
- unterdrücken niemanden, nur sich selbst
- ausgeprägter Gerechtigkeitssinn
- wenig durchsetzungsfähig
- legen zu hohen Wert auf die Meinung anderer
- hoher Anspruch an sich selbst, stets alles unter Kontrolle haben zu wollen
- häufiger Single, Ehen gelten aber als solider (einfühlsam, diskret, sanftmütig)
- positives wird unterbewertet, negatives überbewertet bis hin zu Schwarz-Weiß-Denken[34]
- malen sich oft beängstigende Situationen bis ins Detail aus
- bleiben beruflich oft hinter ihren Möglichkeiten zurück, aber aufgrund ihrer zurückhaltenden Art, nicht wegen fehlendem Fachwissen oder Kollegialität
- bereiten sich penibel auf alles vor
- Meister darin, an sich selbst vermeintliche Fehler oder Anzeichen für Blamagen zu lokalisieren.

Die Erythrophobie verläuft meist „still". Von Außenstehenden wird sie selten wahrgenommen. Zwar sieht man ab und zu das Erröten, aber die damit verbundenen Probleme bleiben oft unerkannt. Einerseits darf man das Problem der Erythrophobie nicht mit einem ab und zu auftretenden Erröten verwechseln - viele Menschen werden hin und wieder rot, können damit aber auch gut umgehen. Andererseits zermartern sich Erythrophobiker tagtäglich den Kopf, wie sie dieser Situation entrinnen können. Man darf das Thema „Erythrophobie" zwar nicht dramatisieren, aber man muss es ernst nehmen, denn es gibt aufgrund dessen sogar Selbstmordversuche.[35] Ich denke, das lässt die mögliche Tragweite dieses Problems erkennen.

Glücklicherweise haben mehr und mehr Betroffene den Mut, nach Auswegen und Hilfe zu suchen. Sie erkennen, dass sie nicht allein sind. Sie suchen eigene Wege, so dass es mittlerweile sogar Kunst zum Thema gibt (siehe Kapitel 6). Mehr und mehr Menschen werden so auf dieses Problem aufmerksam.

Interessierte finden im Anhang dieses Buches noch einen Ausflug in die historische Betrachtung der Erythrophobie.

Lösungswege

Lösungswege

In den vielen Diskussionen auf www.erythrophobie.de stelle ich immer wieder fest, dass viele Betroffene auf der Suche nach DEM einen Lösungsweg sind, der sie von ihrem Leiden erlöst, andererseits aber auch einfachste Ansätze übersehen. Natürlich gibt es kein Patentrezept, welches sowohl bei Person A als auch bei Person B in gleicher Intensität wirkt. Zumal hier auch noch die Komponenten Rötungsform, Intensität, persönliche Situation und eigenes Empfinden hinzukommen. Und so unterschiedlich, wie ihr selbst, so verschieden sind auch die Lösungswege. Daher kann auch kein Mediziner, kein Therapeut und auch nicht die Pharmaindustrie DAS Patentmittel gegen Erythrophobie vorweisen. Der Schlüssel zum Erfolg liegt letztlich in euch, in eurem Willen und eurer Geduld. In einigen Fällen bedarf es lediglich einiger Denkanstöße, andere brauchen professionelle Hilfe.

Auf den nachfolgenden Seiten erfahrt ihr, welche Möglichkeiten es gibt. Entscheidet selbst, was am besten zu euch passt. Aber bitte tut euch selbst einen Gefallen: nehmt euch Zeit! Schaut euch die Möglichkeiten an und geht nach der Lektüre in euch - keine Eile, kein „Ich muss das Problem sofort lösen" o.ä. Überlegt vielleicht auch mit nahe stehenden Personen, welche Variante oder Kombination euch am ehesten geeignet erscheint.

Eines möchte ich noch vorausschicken. Ihr habt es in der Hand, Veränderungen in eurem Leben vorzunehmen. Ihr schafft das, denn ihr seid jemand Besonderes. Seid euch dessen bewusst und betrachtet Dinge ruhig mal von einer anderen Seite. Nutzt diese veränderte Sichtweise als Basis, positiv an eine Veränderung heranzugehen. Es gibt für jeden eine Lösung, aber nicht DIE Lösung für alle.

Oftmals sind es Kombinationen einiger Methoden, die sich als besonders hilfreich erweisen. Nachfolgend findet ihr viele Vorschläge von einfachsten Tipps und dem Aufbau von Selbstbewusstsein über Entspannungstechniken und Therapie, evtl. auch medikamentgestützt, bis hin zu Blitzlampenverfahren oder Operation.

Kapitel 5: Kleine Tricks und echte Selbsthilfe

Menschen, die unter häufigem Erröten leiden, legen oft ein typisches Verhaltensmuster an den Tag (siehe Kapitel 4). Sie sind regelrechte Künstler im Vermeiden und haben „Strategien" entwickelt, um ihr Erröten nicht zu zeigen. Einige dieser Tricks sind, sich lange Haare ins Gesicht fallen zu lassen, nach unten zu schauen, einfach unter einem Vorwand wegzugehen oder zu niesen, wenn die Röte naht. All diese „Tricks", die aus Sicht der Betroffenen die Unsicherheit verbergen sollen, bezeichnet man als „Sicherheitsverhalten" und hinterlassen beim Gegenüber eher Verwunderung über die plötzliche Reaktion. Manche fühlen sich sogar verletzt, wenn jemand beispielsweise einfach geht.

In leichten Fällen, wenn jemand also nur sehr selten errötet und noch keine Phobie entwickelt hat, gibt es einige kleine Kniffe, die durchaus legitim sind. Wichtig hierbei ist jedoch: sobald man merkt, dass es ohne diese Dinge nicht mehr geht, sie häufig oder gar täglich mitgeführt bzw. angewendet werden, wandelt sich dies zum Nachteil, denn sie werden dann zum Sicherheitsverhalten, was letztlich die ständigen Gedanken an das Erröten noch verstärkt und sich eine Erythrophobie entwickeln kann.

Die direkt nachfolgenden drei Maßnahmen beschreiben also nur „kleine Hilfen" für Ausnahmesituationen und sollten keinesfalls längerfristig in Betracht gezogen werden!

Kleine Tricks

Korrigierendes Make-up

Grün ist die Komplementärfarbe zu rot, was bedeutet, dass ein grünliches Make-up Rötungen abdecken kann. Beispielhaft zu nennen sei hier ein im Handel erhältlicher Korrekturpinsel in grün. Wird dieser auf das Gesicht aufgetupft, sind Rötungen deutlich weniger sichtbar. Alternativ kann man hier auch ein so genanntes teintkorrigierendes Make-up allein verwenden.

Bei schminkunerfahrenen Personen ist eine Schminkberatung empfehlenswert, um es so natürlich wie möglich aussehen zu lassen.

Hautkühlung

Viele der Betroffenen spüren eine Hitze im Gesicht, wenn das Erröten eintritt. So kamen einige auf die Idee, sich beispielsweise vor einem Vortrag das Gesicht mit Wasser zu kühlen mit dem Effekt, dass sie die Hitze, die ja besonders am Anfang auftritt, weniger spürten und somit auch weniger an ein mögliches Erröten dachten. Hierbei kann man mittlerweile auf ein praktisches, kleines Thermalwasser-Spray zurückgreifen, dessen Inhaltsstoffe zusätzlich eine hautentspannende Wirkung haben. Kurz aufgesprüht, spürt man eine angenehme Kühle, die helfen kann, die vor allem am Anfang auftretenden Wärmeempfindungen im Gesicht zu reduzieren.

Feuchtigkeitspflege gegen Rötungen

Hierbei wendet man eine Pflege an, die die Gefäße und das Gewebe des Gesichts etwas kräftigt. Zu nennen sei hier u.a. „Rosaliac", von La Roche-Posay®. Das darin enthaltene Vitamin CG hilft dabei, das Bindegewebe zu kräftigen, was eine Sichtbarkeit der Röte vermindert. Des Weiteren wird die Haut beruhigt und ein zarter Grünton kaschiert zusätzlich etwas. Nach zwei Monaten regelmäßiger Anwendung führte das in einer Studie[36] der Herstellerfirma zu einer Milderung bei anhaltender Hautröte von 37% und bei schubartiger Röte von 44%. Die Rückmeldungen im Forum zeigen aber eine deutlich geringere Erfolgsquote. Bei einigen zeigte sich auch gar keine Wirkung.
Weitere Infos zu diesen und ähnlichen Produkten findet ihr auf www.erythrophobie.de.

Couperose-Creme

Speziell für Personen, die unter Couperose leiden (siehe „Verwandtes"), also kleinen sichtbaren Äderchen vor allem im

Wangenbereich, gibt es Couperose-Cremes. Diese wirken hautverdickend und können die Sichtbarkeit der Äderchen mildern.

Diese aufgeführten „Mittelchen" sind, wie bereits erwähnt, nur für diejenigen geeignet, die lediglich ab und zu mit dem Problem Erröten konfrontiert sind. Für alle anderen Betroffenen wirkt sich dies auf lange Sicht eher kontraproduktiv aus, denn die beschriebenen Maßnahmen können immer nur kurz helfen und es besteht die Gefahr, dass man ein Sicherheitsverhalten entwickelt. Das bedeutet, dass man ständig versucht, das Erröten mit diesen Mitteln zu verdecken, dennoch innerlich rückfragt, ob denn das Make-up noch deckt, oder man gar nicht mehr ohne aus dem Haus gehen kann. Der ständige Versuch des Unterdrückens verstärkt jedoch die innere Anspannung und somit die Rötungsneigung.

Echte Selbsthilfe

Menschen, die sehr oft oder gar tagtäglich ihr Leben dem möglichen Erröten anpassen, sollten andere, langfristige Wege gehen. Ein Grundbaustein in diese Richtung ist ein offenes Gespräch.

„Darüber reden"

Frauen reden mehr als Männer. Über ihre Lippen kommen im Schnitt pro Tag ungefähr doppelt so viele Worte, wie bei Männern. Es fällt ihnen oft leichter, über ihre Probleme zu reden. Und Männer? Sie wollen stark und sicher durchs Leben gehen und Probleme möglichst mit sich selbst abmachen. Trotzdem getrauen sich beide Geschlechter meist nicht, offen und ehrlich über ihre Ängste zu reden. Habt Mut, redet in einem ruhigen, in euren Augen passenden Moment offen und ehrlich mit einer Person eures Vertrauens darüber, was genau euch Probleme bereitet. Es gibt eine Vielzahl von selbst auferlegten Normvorstellungen und „Horrorszenarien", die sich in den Gehirnen abspielen (siehe Kapitel 4). Dies kann man nur auf einer Art und Weise aufbrechen: darüber reden! Den meisten fällt es sehr schwer, darüber zu sprechen, aber es ist wichtig. Haben sie es dann getan, sind sie oft verwundert, wenn sie erfahren, dass das Erröten selten oder nie auffiel. Sicher liegt das zum Teil daran, dass man gelernt hat, es nach Möglichkeit zu verstecken, aber auch daran, dass es lange nicht so stark sichtbar ist, wie angenommen.

Viele sehen dieses „Sich öffnen" aber als Eingestehen einer Schwäche an. Erlaubt euch dieses Eingestehen und schämt euch nicht dafür. Ich weiß, dass es vielen von euch schwer fällt, aber glaubt mir, wenn ihr erst darüber gesprochen habt, ist auch eure Nervosität geringer, das Band der Freundschaft stärker und das Phänomen „Erröten" bessert sich schon allein dadurch bei manchem. Der Kreislauf „Angst vorm Erröten – innere Anspannung – Erröten – Ärger über sich selbst – Abnahme des Selbstwertgefühls - Angst vorm Erröten - ..." muss durchbrochen werden. Das „darüber reden" ist sicher kein Allheilmittel, öffnet aber in den meisten Fällen das Tor zur Besserung der Situation. Voraussetzungen sind jedoch vollkommenes Vertrauen und der Wille, etwas zu ändern und das Problem nicht zu zerreden. Nicht wieder und wieder darüber reden, denn kaum jemand ist gewillt, ständig negatives zu hören. Besser ist es, das Ganze in Ruhe zu besprechen und dann vielleicht sogar gemeinsam nach Lösungswegen zu suchen. Wichtig ist, auch bei den Gesprächen Hilfsangebote anzunehmen, um vielleicht auch durch die Sicht anderer eine realistischere und positivere Sicht der Situation zu finden. Habt Mut und sprecht darüber!

Internet

Eine sehr gute Möglichkeit, die sich aber erst seit einigen Jahren bietet, ist das Austauschen mit anderen Betroffenen im Internet. 1999 entstand die Homepage www.erythrophobie.de und im Jahr 2000 kam ein Forum hinzu, auf welchem sich Betroffene erstmals informieren und anonym austauschen konnten. Die Forengemeinde wuchs stetig und so kam es im Laufe der Zeit zu einigen Treffen untereinander, sogar zur Gründung von Selbsthilfegruppen. Es haben sich Freundschaften gebildet und auch Paare haben sich gefunden, die bis heute zusammen sind. (siehe Resumé)

Die Homepage wurde weiter ausgebaut und jetzt findet man dort nahezu alles zum Thema „Erröten". Ich kann nur jedem raten, diese sich bietende Gelegenheit zu nutzen und sich dort mit anderen auszutauschen. Niemand sonst versteht die Sorgen und Probleme so gut wie andere Betroffene. Als kleiner Anfang kann schon helfen, einfach nur zu lesen, seine persönliche Geschichte niederzuschreiben oder dort spezielle Fragen zu stellen. Nach und nach kann man zu einzelnen Betroffenen Kontakt aufnehmen und sich vielleicht sogar mit ihnen treffen. Internet-ungeübten Personen sei der „Anhang" ans Herz gelegt, wo genauer erklärt wird, wie diese Homepage funktioniert und was man dort alles finden kann.

Selbsthilfegruppen

Eine gute Möglichkeit, offen über seine Probleme zu reden und mit anderen nach Lösungen zu suchen, ist der Besuch einer Selbsthilfegruppe. Die anfängliche Scheu, dorthin zu gehen ist verständlich. Man kann einen solchen Besuch aber als einen großen ersten Schritt werten, den zu gehen es auf jeden Fall wert ist. Dort findet man andere Betroffene, die sehr wohl verstehen, wie einem in bestimmten Situationen zumute ist. Jeder wird dort nach Kräften unterstützt.
Üblicherweise trifft sich eine Selbsthilfegruppe einmal im Monat abends. Man startet mit einer Besinnungsminute und dann hat jeder die Möglichkeit, Erlebtes zu erzählen und Gefühle zu äußern. Im Verlaufe des Abends und je nach Gruppe werden dann auch Übungen oder Rollenspiele gemacht und manchmal werden auch Experten eingeladen, um mit den Teilnehmern zu diskutieren.
Im Fall der Erythrophobie können z.B. Rollenspiele im jeweiligen Raum stattfinden oder auch in der Öffentlichkeit. Vorstellbar sind auch das Aufnehmen mit einer Videokamera und eine nachfolgende gemeinsame Auswertung in freundschaftlicher Atmosphäre. Wer jetzt neugierig ist, sollte einfach mal eine solche Gruppe besuchen. Informationen dazu findet ihr auf der Homepage www.erythrophobie.de unter „Auswege" und im Forum.

Kapitel 6: Positives Denken und Selbstvertrauen

Nahezu alle Betroffenen sehen das Erröten als ein kaum überwindbares Problem an, das häufig nicht nur ihr Privatleben, sondern auch andere Lebensbereiche überschattet. Glück und innere Zufriedenheit werden am Erröten oder Nicht-Erröten festgemacht. Unter solch einem Erwartungsdruck aber sind Gesichtsrötungen vorprogrammiert, was die Sache immer weiter verschlimmert. Letztlich geht der Frust womöglich soweit, dass die gesamte Einstellung zum Leben negativ geprägt ist. Alle Gedanken drehen sich nur noch um dieses Problem. Häufig entwickelt sich ein gedanklicher Teufelskreis und es kommt zu so genannten „sich selbst erfüllenden Prophezeiungen". Das bedeutet, man malt sich aus, wie eine Situation (negativ) verlaufen wird und legt dann unbewusst ein solches Verhalten an den Tag, dass sich die Voraussage tatsächlich erfüllt. Dadurch fühlt man sich wiederum in seinem Denkmuster bestätigt.

Fast allen Erythrophobikern sind folgende Faktoren gemein. Sie haben ein mangelndes Selbstvertrauen, reden sich also bei Erfolg ein, dass das doch jeder geschafft hätte, stellen ihr „Licht stets unter den Scheffel", verallgemeinern übertrieben („Was einmal schief geht, geht auch wieder schief"), bauschen eigene Fehler auf, haben hohe Ansprüche an sich selbst und vergleichen sich oft mit anderen Menschen, wobei auch hier höhere Maßstäbe für sie selbst gelten.

Das muss aufhören! Nachfolgend findet ihr Hintergründe, mögliche Strategien und Übungen zur Veränderung der eigenen Wahrnehmung und Denkweise.

Nehmt euch einmal bewusst vor, auf schwangere Frauen in der Stadt zu achten oder aber auf ein bestimmtes Automodell. Wenn ihr das tut, wird euch auffallen, dass scheinbar plötzlich viel mehr schwangere Frauen in der Stadt unterwegs sind oder genau dieses Pkw-Modell einen Verkaufsboom erlebt haben muss. Dem ist natürlich nicht so, aber ihr habt eure Wahrnehmung verändert. Worauf ihr eure Aufmerksamkeit richtet, wird immer mehr Raum in eurem Leben einnehmen. Bevor ihr jetzt sagt „Ja, ja, schon klar“, probiert es einfach mal aus.

Diese Form der verstärkten Wahrnehmung findet man auch beim Erröten. Ständige Gedanken, wie „Ich werde bestimmt rot und überstehe das Vorstellungsgespräch nicht" oder „Aufgrund meines Errötens werde ich nie meine Traumfrau finden" führen dazu, dass das Erröten immer mehr euer Leben beherrscht. Vieles dreht sich nur noch darum. Mit der Zeit treten diese negativen Gedanken unbewusst und automatisch auf. Gegen diese Gedanken kann man etwas tun! Zuerst muss man sie lokalisieren. „Erwischt" ihr euch dabei, wenn ihr wieder einem solchen Gedanken nachhängt, könnt ihr euch sozusagen weigern, diesen Gedanken anzunehmen und stattdessen durch einen positiven zu ersetzen. Dazu muss man sich neue Grundüberzeugungen aneignen. Ein sehr wirkungsvoller Ansatz ist das Denken in Affirmationen (Bekräftigung, Zustimmung). Jeder Mensch hat gute Seiten und diese gilt es herauszuarbeiten und daraus Affirmationen zu gestalten. Wichtig hierbei ist, diese in Gegenwartsform zu formulieren, also „Ich bin ...“ oder „Ich habe ...". Mit Formulierungen, wie „Ich werde ...“ verlagert man das Problem nur in die Zukunft und diese liegt außerhalb unserer Reichweite.[37] Wichtig ist auch, dass ihr bei diesen Punkten daran glaubt, dass ihr das, was ihr euch wünscht, auch wirklich verdient. Wenn eure eigene innere Haltung euch verbietet, die Veränderung und damit die neue Sichtweise anzunehmen, wird dies nicht funktionieren. Beispiele, wie positiv formulierte Affirmationen aussehen können, sind folgende:

„Ich komme bei meinen Mitmenschen gut an.“
„Ich bin gut in dem, was ich tue.“
„Ich bin ein liebenswerter Mensch und verdiene Respekt.“
„Ich habe viele gute Eigenschaften, die von anderen geschätzt werden.“
„Ich akzeptiere mich, wie ich jetzt bin.“

Lasst bei diesen gedanklichen Formulierungen das Erröten außen vor, denn wie bereits erwähnt, nimmt immer das mehr Raum ein, worauf man seine Aufmerksamkeit richtet. Fallt ihr mal in den alten Trott zurück, schreitet gedanklich ein und macht euch selbst wieder Mut. Kritisiert euch nicht. Alles Gute beginnt damit, das zu akzeptieren, was in euch steckt und jenes ich zu lieben, das ihr seid.[38]

Positives Denken hat zwei Ziele. Zum einen soll es eine weniger negative Grundeinstellung erzeugen, damit gefürchtete Situationen entspannter und damit besser gemeistert werden können. Zum anderen dient es dazu, euch gedanklich dahingehend zu ermutigen, dass ihr Maßnahmen gegen euer Problem ergreift und euer Schicksal selbst in die Hand nehmt. Ihr habt es immer in der Hand, zukünftig etwas zu verändern und Neues auszuprobieren.

Selbstvertrauen

Der Mangel an Selbstvertrauen beeinflusst die Erythrophobie sehr. Der stete Vergleich mit anderen, wobei „der Andere" in den Augen der Erythrophobiker meist besser dasteht, führt häufig dazu, dass sie sich geringwertiger fühlen. Dabei haben sie dazu überhaupt keinen Grund! Die Erythrophobie, so verhasst sie auch sein mag, hat sie zu fleißigen und strebsamen Menschen gemacht. Noch dazu ist Kollegialität eine ihrer Stärken. Macht euch diese Stärken bewusst, ihr seid gut in eurem Beruf. Nutzt dieses Wissen für euren Werdegang. „Angst ist das Superbenzin für Erfolg",[39] hat der bekannte Diplom-Psychologe Borwin Bandelow einmal geschrieben und meint damit, dass Angst zu Kreativität und herausragenden Leistungen „anstachelt". Berühmte Künstler, Sportler oder Wissenschaftler sind nur so erfolgreich geworden, weil sie von einer Angst (zu versagen?) angetrieben wurden. Beginnt, euch nach und nach beruflich und privat mehr durchzusetzen. Sagt auch mal „Nein", wenn ihre keine Zeit habt, einer Bitte nachzukommen.

Für das Erreichen eines größeren Selbstvertrauens gibt es verschiedene Übungen, welche man in einzelne Stufen gliedern kann.[40] Diese funktionieren dann am besten, wenn ihr davon überzeugt seid, dass ihr etwas ändern wollt, und die einzelnen Schritte ernsthaft und geduldig durchgeht.

Stufe 1:

Stellt euch vor einen Spiegel und sagt zu eurem Spiegelbild „Dich mag ich" oder auch „Ich mag mich". Dem einen oder anderen mag es komisch vorkommen, aber selbst das fällt schon einigen schwer. Macht dies mehrere Male täglich. Zum Einstieg kann dies auch in einer humorvollen Art und Weise geschehen, indem ihr beim Sprechen mit dem Finger auf euch zeigt. Im Laufe der Zeit sollte dies jedoch ernsthaft verinnerlicht werden.

Stufe 2:

Akzeptiert euch so, wie ihr seid. Jeder Mensch hat Fehler und Schwächen. Nehmt diese als Teil eurer Individualität an. Bestraft euch nicht dafür, dass ihr so seid, wie ihr seid. Dazu besteht kein Grund. Überprüft auch, ob ihr oft negative Gedanken hegt. Folgende Fragen dienen der Überprüfung eurer Gedanken:[41]

„Ziehe ich voreilig Schlüsse?"
„Was sind Vor- und Nachteile meiner Denkweise?"
„Konzentriere ich mich auf meine Schwächen?"
„Vernachlässige ich meine Stärken?"
„Erwarte ich von mir, perfekt zu sein?"
„Achte ich vermehrt auf negatives?"
„Denke ich, ich habe keine Möglichkeit, dies zu verändern?"
„Sehe ich negativ in die Zukunft?"

Schreibt euch ruhig auch Schwächen und negative Gedanken auf. Oft fällt es dann leichter, diese später zu relativieren.

Stufe 3:

Verwendet im Alltag Affirmationen, wie „Ich bin gut in dem, was ich tue" oder „Ich bin ein liebenswerter Mensch und verdiene Respekt".

Stufe 4:

Versucht, bei Freunden oder Bekannten positive Seiten zu finden. So lernt man, überhaupt einen Blick für positive Eigenschaften zu entwickeln und kann diesen dann nach und nach auch auf sich richten.

Stufe 5:

Bekommt ihr im Berufsleben ein Kompliment, nehmt es an. Nehmt es zuerst mit Worten an, indem ihr einfach „Danke" anstatt „Das ist doch gar nichts." sagt. Nach und nach solltet ihr es auch innerlich annehmen. Anfangs wird das schwer fallen, denn viele haben Probleme mit Komplimenten, aber dieser Schritt ist wichtig, um z.B. Stolz auf die eigene Leistung zu empfinden.
Viele neigen dazu, auch privat positive Botschaften abzulehnen, gerade so, als wollten sie sich gar nicht von ihren negativen Gedanken abbringen lassen. Das kann für den Partner oder Freund, der das Gesagte ehrlich meint, sehr verletzend sein. Lernt, positives anzunehmen!

Stufe 6:

Überlegt oder notiert euch, was andere an euch mögen. Ruft euch möglichst alles in Erinnerung, was ihr jemals in dieser Hinsicht gesagt bekommen habt und fragt euch, was Fremde an euch mögen könnten. Achtung: denkt nicht gleich wieder ans Erröten. Ihr habt viele positive Eigenschaften!

Stufe 7:

Akzeptiert euren Körper, wie er ist. Viele Erythrophobiker beginnen ihren Körper regelrecht zu hassen, weil er ja „immer so überreagiert und schnell errötet". Beginnt, Sport zu treiben und lernt euren Körper von einer anderen Seite kennen. Ein positiver Nebeneffekt: wer regelmäßig Sport treibt, fühlt sich besser, hat mehr Selbstvertrauen, weniger Angst und ist seltener niedergeschlagen. Dies ist wissenschaftlich belegt.[42]

Stufe 8:

Erkennt eure Stärken. Fragt euch, was ihr an euch mögt. Parallel dazu könnt ihr eine Art „Glückstagebuch" führen, in welchem ihr schöne Momente, Momente des Glücks niederschreibt.[43] Das richtet den Fokus mehr auf die positiven Dinge des Lebens und da sie schwarz auf weiß festgehalten sind, hat das Gehirn keine Chance, sie evtl. wieder wegzudiskutieren.

Stufe 9:

Hier möchte ich etwas weiter ausholen. Die Wirkung der eigenen Körpersprache wird von den Betroffenen selbst oft unterschätzt. Dabei spiegeln sich in ihr viele momentane Gefühle wider, was sowohl auf den Außenstehenden als auch auf das eigene Empfinden wirkt. Eine selbstsicherere Körpersprache kann helfen, sich selbst wohler und eben etwas sicherer zu fühlen. Sie vermag natürlich nicht, Ängste einfach verschwinden zu lassen, kann aber sehr wohl als Baustein zu einem höheren Selbstwertgefühl dienen und somit zu mehr Selbstvertrauen führen. Der bewusste Einsatz von Körpersprache ist vor allem in Verbindung mit Entspannungstechniken zu empfehlen.
Folgende Faktoren spielen dabei eine Rolle. Ein freundliches Lächeln wirkt oft Wunder. Das kann man oft an anderen, aber auch an sich selbst beobachten. Häufig hilft es, sich eine Situation ins Gedächtnis zu rufen, in der man sich sicher und wohl gefühlt hat. Geht man offen und freundlich auf andere zu, ist die Wahrscheinlichkeit höher, ebenso empfangen zu werden. Ein freundlicher offener Blick sollte es sein und kein Zu-Boden-starren, wenn man sich mit jemandem unterhält. Wichtig ist auch, dass man keine Kleidung trägt, in der man sich unwohl fühlt. Wenn man ständig das Gefühl hat, dass andere genau darauf achten, kann sich das nur negativ auswirken. Empfehlenswert ist Kleidung, in der man sich wohl fühlt, die man mag. Genau das strahlt man dann auch aus. Gleiches gilt für die

Körperpflege. Hat man beispielsweise unreine Haut und ständig das vermeintliche Gefühl, dies würde bemerkt und betrachtet, wirkt sich das ebenfalls negativ auf das Befinden und somit die Körpersprache aus. Was ich damit sagen möchte ist, dass man solche versunsichernden Faktoren von vorn herein ausräumen kann, in diesem Fall z.B. durch den Besuch eines Hautarztes oder die Beratung in einer Apotheke.

Unbewusst positiv wird von anderen das Sichtbarsein von Händen eingeschätzt. Das wirkt offener und man hat sozusagen „nichts zu verbergen". Auch sollte man eine aufrechte Haltung einnehmen, also nicht demütig nach vorn gebeugt, sondern gerade sitzen oder stehen. Bei der Stimme hat sich als positiv herausgestellt, wenn man langsam und deutlich in normaler Lautstärke spricht und die Stimme bewusst etwas tiefer klingen lässt.

Mit dem Punkt „Körpersprache" soll nicht erreicht werden, dass man sich selbst und andere beim Empfinden belügt. Vorgetäuschte Körpersprache wie ein falsches Grinsen oder eine übertriebene Lockerheit wird durchschaut. Das sollte man unbedingt vermeiden. Ganz im Gegenteil. Eine ehrliche, aber positive Körpersprache sollte das Ziel sein. Eine positive Körpersprache, mit der man sich selbst identifizieren kann. Wenn man das annehmen und verinnerlichen kann, wirkt sich das positiv auf das Selbstwertgefühl und das Selbstbewusstsein aus. Einen Versuch ist es allemal wert. Also Kopf hoch, Brust raus und den Blick in die Richtung anderer Gesichter!

Es ist wichtig zu begreifen, dass Probleme zwar einerseits belastend sind, andererseits aber auch die Chance bieten, etwas hinzuzulernen und sich weiterzuentwickeln. Wenn ihr es schafft, euer Problem aus mehreren Perspektiven zu betrachten, merkt ihr, dass es nicht nur negative Aspekte hat. Ein Beispiel: wenn ihr einen Partner sucht, sucht ihr dann nicht auch einen liebevollen und sensiblen Menschen? Nun, wie kann man einen solchen erkennen? Unter anderem daran, dass er in bestimmten Situationen die Eigenheit hat zu erröten. Vielleicht hättet ihr an anderer Stelle gedacht, er oder sie wäre „ziemlich kühl". Jetzt wisst ihr, dass sich dahinter ein weicher Kern verbirgt oder im Falle, ihr errötet, wissen dies wiederum andere. Bei der Suche nach dem Partner fürs Leben ist somit das (eigene) Erröten also von Nutzen.

Macht euch außerdem klar, dass Veränderungen nur in wenigen Fällen über Nacht geschehen. Meist geht es Schritt für Schritt und man benötigt Zeit und Geduld, um alte Gewohnheiten abzulegen und sein Ziel zu erreichen. Schon der Dalai Lama sagte: „Die eigentlichen Geheimnisse auf dem Weg zum Glück sind Entschlossenheit, Anstrengung und Zeit."[44] Es kann sehr hilfreich sein, Zwischenziele einzubauen, die ihr nach und nach erreicht. Auf diese Weise habt ihr häufiger Erfolgserlebnisse, die euch motivieren, euren Weg weiterzuverfolgen.

Menschen, die unter Erythrophobie leiden, haben meist eine sehr soziale Ader und nicht wenige sind kreativ. Sich für andere zu engagieren, ist immer empfehlenswert. In diesem Fall auch nicht nur aus moralischen Gründen, sondern auch aus Eigennutz.[45] Denn wer sich engagiert, zieht daraus oft sehr viel Energie und innere Befriedigung für sich selbst und darüber hinaus hilft jede Form der Beschäftigung gegen Trübsal. Fordert man sich und sein Gehirn, hat es keine Gelegenheit, dunklen Gedanken nachzuhängen.[46]

Die eigene Kreativität kann man ebenfalls nutzen, um sich mit sich selbst und seinen Ängsten zu beschäftigen. Beispielhaft möchte ich das Bild „faces I" (Bleistift, Acryl, Pastel auf Leindwand, 122 x 122 cm) von Künstlerin Filiz Emma Soyak aus Charlotte, USA nennen. Auch Filiz litt in ihrer Jugend unter dem Erröten und das Malen zu den Themen Mensch, Gesicht und Röte hat ihr geholfen, sich auf diese Art und Weise auszudrücken und zu akzeptieren.

Ich persönlich möchte hier anmerken, dass auch mir Erstellung und Gestaltung der Homepage sehr viel gebracht haben. Hinzu kamen sehr viele liebevolle und interessante Menschen, die ich im Laufe der Zeit kennen gelernt habe. Dieser Austausch und in einigen Fällen auch persönliche Treffen waren für mich selbst und für meine veränderte Selbstwahrnehmung mehr als fruchtbar.

Ihr habt bis hierher schon eine Reihe möglicher Ansätze erfahren. Eines möchte ich in aller Klarheit sagen: Ihr könnt mit keiner noch so positiven Denkweise verhindern, im Leben mit Problemen konfrontiert zu werden. Es geht beim Ändern der eigenen Denkmuster nicht darum zu lernen, wie ihr eure Probleme wegdenkt. Vielmehr geht es darum, ein „Instrument" in der Hand zu halten, welches euch zu mehr innerer Zufriedenheit und Selbstakzeptanz verhilft. Blockiert euch nicht mit negativen Gedanken. Wer es schafft, das Erröten mehr und mehr zuzulassen, wird merken, dass es immer schwächer wird.

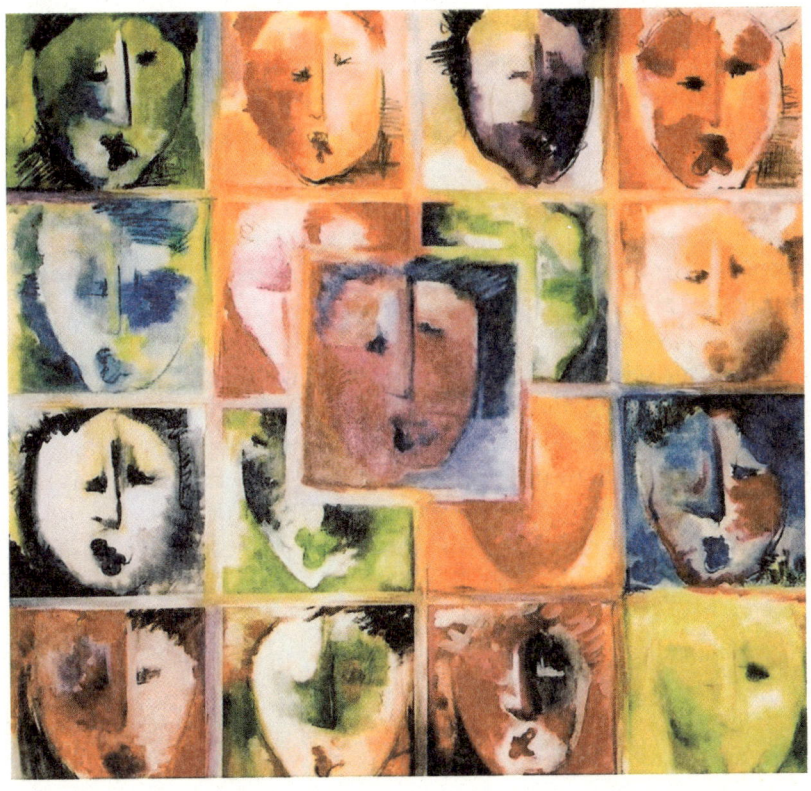

Bild 7: "faces I" © by Filiz Emma Soyak, 2000

„Theorie des Abwartens"

Ein ganz anderer Ansatz ist die Theorie des Abwartens, nach dem Motto, irgendwann wird es schon vorbeigehen. Naturwissenschaftlich betrachtet ist das sogar richtig, denn statistisch nehmen im Alter die realen Ängste (Gesundheit, Rente etc.) zu und die fiktiven, nicht begründbaren Phobien nehmen ab.[47] Oft ist es auch eine vollkommen neue Situation, wie beruflicher Aufstieg, Schwangerschaft oder aber der Tod eines lieben Menschen, der einen die Dinge plötzlich anders sehen lässt. Aber viele Menschen verpassen beim Abwarten ihren „Zug", denn sie ziehen sich zurück und vermeiden aus Angst unter Umständen ein Studium oder einen Beruf ihres Interesses in der Hoffnung, wenn es besser wird, können sie es ja immer noch machen. Das birgt große Gefahren und daher kann ich nur jedem raten, alsbald mit einer aktiven Veränderung zu beginnen und nicht zu warten, was denn da kommen mag.

Ihr habt es in der Hand. Nutzt die Chance – jetzt. Es gibt keine Glücksformel, aber einige Rahmenbedingungen für ein glücklicheres Leben lassen sich festlegen:[48]

1. Freundschaft, Liebe und Aufmerksamkeit, die wir sowohl geben als auch annehmen, sind wichtig.
2. Bewegung und Sex wirken stimmungshebend.
3. Aktivität macht glücklich, Nichtstun führt zu Melancholie.
4. Das Ausleben negativer Emotionen verstärkt diese.
5. Wer sein Schicksal in die Hand nimmt, lebt glücklicher.

Kapitel 7: Entspannungstechniken

Das Erlernen von Entspannungstechniken kann einerseits helfen, vor Situationen, in denen man unter großer innerer Anspannung steht, gelassener zu werden. Andererseits findet man dadurch nach einer stressigen Situation rasch wieder in einen entspannten Zustand. Allen Techniken, die im Folgenden vorgestellt werden, ist gemein, dass sie indirekt die Aktivitäten des sympathischen Nervensystems dämpfen und die parasympathischen Körperreaktionen steigern. Unter diesem Blickwinkel können diese Techniken auch bei der Erythrophobie von Nutzen sein. Zum einen könnt ihr die innere Angespanntheit im Voraus dämpfen und somit in einen ausgeglicheneren Zustand gelangen, in welchem das Erröten nach einiger Übungszeit ganz ausbleiben kann. Zum anderen werdet ihr in die Lage versetzt, schneller mit Entspannung zu reagieren, wenn ihr dann doch errötet. Anstatt sich danach über sich selbst zu ärgern, kann man so bewusst und schnell wieder „zur Ruhe" kommen. Nicht zuletzt trägt das regelmäßige Ausüben von Entspannungstechniken zu einer insgesamt gelasseneren Grundstimmung bei und weniger Anspannung bedeutet weniger Erröten.
Nachfolgend werden die wichtigsten Techniken vorgestellt.

Atemtechniken

Den meisten Menschen ist nicht bewusst, wie eng die Atmung mit unserem körperlichen und seelischen Befinden zusammenhängt. Die Atemfrequenz beeinflusst in beträchtlichem Maße die Herzfrequenz – je nachdem, ob man schnell oder ruhig atmet, wird der Herzschlag beschleunigt oder verlangsamt. Mit bewusster Amtung kann man also direkt die An- oder Entspannung in unserem Körper beeinflussen.
Im Normalfall atmen wir unbewusst gleichmäßig und tief, also in den unteren Lungenbereich. Dieser wird stärker durchblutet als der obere Bereich der Lunge und so kann ein maximaler Teil des Sauerstoffs der eingeatmeten Luft ins Blut aufgenommen werden – wir fühlen uns wohl und entspannt.

In Situationen, die (vermeintlich) beängstigend sind, reagiert man jedoch häufig mit einem veränderten Atemverhalten. Die Atmung wird flacher, man holt nicht mehr so tief Luft, sondern zieht beim Einatmen unwillkürlich die Schultern nach oben. Somit füllt sich nur der obere Brustkorb. Durch diese so genannte „Schulteratmung" wird zum einen verhindert, dass sich der untere Lungenbereich mit Luft füllt, was aber wie oben beschrieben für eine optimale Sauerstoffaufnahme und damit verbundenem Wohlbefinden wichtig ist. Zum anderen verhindert man mit der Schulteratmung aber auch ein entspanntes, tiefes Ausatmen von Kohlendioxid und Schlacken. Bleiben diese in der Lunge, gelangen sie von dort ins Blut und der Körper reagiert auf diese „Giftstoffe" mit Anspannung, Unruhe und Erschöpfung.

In der Praxis haben sich zwei Atemtechniken bewährt, die Bauchatmung und die Spontanentspannungs-Technik.[49]

Bei der Bauchatmung, auch Zwerchfellatmung genannt, kommt es darauf an, tief und langsam durch die Nase einzuatmen, wobei man darauf achtet, dass sich der Bauch nach vorn wölbt. Die Luft gelangt so in den unteren Lungenbereich und der Sauerstoff kann optimal vom Blut aufgenommen werden. Das Ausatmen geschieht so langsam wie möglich über die Nase. Konzentriert euch ganz bewusst auf die Atmung und den zurückgehenden Bauch.

Für den Anfang empfiehlt es sich, die Technik in Ruhe zu Hause einzuüben und die Hand zur Kontrolle auf den Bauch zu legen. Das Üben kann im Liegen, im Sitzen oder später auch im Stehen passieren und führt schlussendlich dazu, dass man schon bei einsetzender Anspannung im Alltag bewusst mit dieser Technik atmet, sich darauf konzentriert und den Körper entspannt.

Bei der Spontanentspannungs-Technik atmet man tief ein und in einem Zug wieder aus. Es empfiehlt sich, etwas mehr auszuatmen, als im Normalfall und dann für fünf bis zehn Sekunden den Atem anzuhalten. Hierbei muss jeder individuell entscheiden, wie viele Sekunden angenehm sind. Danach atmet man wieder langsam ein und wiederholt den Vorgang für einige Minuten bis eine spürbare Entspannung eintritt. Auch hierbei gilt, vorher ausreichend und in entspannter Atmosphäre zu üben.

Beide Techniken sind sicher nicht immer auf Knopfdruck möglich, aber im Laufe der Zeit kann man durch vorherige bewusste Entspannung auf diese Weise mehr und mehr Situationen meistern.

Autogenes Training

Das Autogene Training wurde in den 20er Jahren von dem Arzt Johannes Heinrich Schultz entwickelt. Es weist Ähnlichkeiten zur Hypnose und bestimmten Meditationsübungen des Yoga auf. Jedoch arbeitet das Autogene Training ausschließlich mit Selbstsuggestionen, d.h. die Beeinflussung geschieht nicht durch andere Personen.

Die Grundidee des Autogenen Trainings ist es, sich selbst in einen entspannten Zustand zu versetzen und damit seelische und körperliche Anspannungen besser zu lösen. Man lernt, bestimmte Körperfunktionen bewusst zu beeinflussen, wodurch sich die gesamte Körpermuskulatur entspannt. Nervosität, Ängste und Stress werden vermindert und man verschafft sich wohltuenden Abstand zu den eigenen Alltagsproblemen.

Hilfreich kann das Erlernen des Autogenen Trainings bei innerer Unruhe, Ängsten, Nervosität, Schweißausbrüchen, Lampenfieber und Panikattacken sein. Daneben gibt es noch eine Reihe anderer Anwendungsbereiche wie Schlafstörungen, Bluthochdruck, Spannungskopfschmerzen oder Allergien, um nur einige zu nennen. Das Training wirkt sich aber auch allgemein sehr positiv auf verschiedene Lebensbereiche aus. Im Alltag ist man insgesamt gelassener und kann besser „abschalten". Auf beruflicher Ebene bewältigt man Stress, auf schulischer Ebene Prüfungsängste besser und kann bei Präsentationen und Konferenzen sicherer auftreten.

Beim Erlernen des Autogenen Trainings unterscheidet man zwischen Grund- und Oberstufe. In der Grundstufe werden vor allem körperliche Vorgänge beeinflusst. Darauf baut dann die Oberstufe auf, mit der man sehr gezielt Störungen auf körperlicher und seelischer Ebene bearbeiten kann.

Die Grundstufe besteht aus sechs verschiedenen Übungen, die man nach und nach in den einzelnen Sitzungen erlernt: die Schwere-, die Wärme-, die Atem-, die Herz-, die Bauch- und die Stirnkühleübung.

Einige ergänzen diese noch mit einer Schulterübung. Für jede Übung gibt es so genannte Formeln, die der Kursleiter zuvor erläutert. Diese Formeln werden aber während des Übens nicht laut vorgesprochen, sondern jeder Teilnehmer spricht sie in Gedanken vor sich hin. Es ist nicht strikt festgelegt, wie die Formeln lauten müssen. Wichtig ist nur, dass sie sehr knapp und präzise formuliert sind. Während der Übungen bleiben die Augen die ganze Zeit geschlossen.

Das Training kann im Liegen oder Sitzen durchgeführt werden. Die gebräuchlichsten Sitzhaltungen sind frei sitzend ohne Rückenlehne oder angelehnt sitzend. Welche Haltung man beim Training einnimmt, entscheidet jeder individuell. Optimal zum Üben ist ein ruhiger und angenehm temperierter Raum.

Jede Sitzung beginnt damit, dass man innerlich zur Ruhe kommt und alle Gedanken abschaltet, beispielsweise mit der Formel „Ich bin ganz ruhig". Bei der Schwereübung konzentriert man sich anfangs auf ein bestimmtes Körperteil, etwa den rechten Arm. Man spricht dann in Gedanken „Mein rechter Arm ist ganz schwer", bis man die gewünschte Reaktion tatsächlich spürt. Später kann man diese Suggestion auf den ganzen Körper ausdehnen. Mit der Wärmeübung soll ähnliches erreicht werden. Zunächst soll sich durch das Wiederholen der Formel „Mein rechter Arm ist ganz warm" ein starkes Wärmegefühl einstellen. Wie bei der Schwereübung, kann man diese Reaktion auf alle weiteren Körperteile übertragen. Bei der Atemübung geht es darum, durch ein Beruhigen der Atmung Entspannung zu erlangen, etwa mit der Formel „Mein Atem ist ganz ruhig." Die Herzübung zielt auf einen gleichmäßigen, ruhigen Herzschlag. Eine Formel könnte lauten „Mein Herz geht regelmäßig und ruhig". Bei der Bauch- oder auch Sonnengeflechtsübung konzentriert man sich auf den Oberbauch. Ähnlich wie bei der Wärmeübung soll in diesem Bereich ein warmes Gefühl entstehen, beispielsweise mit der Formel „Mein Sonnengeflecht ist strömend warm". Die Stirnkühleübung wird durch das wiederholte Sprechen der Formel „Meine Stirn ist angenehm kühl" trainiert.

Jede Übung dauert ungefähr drei bis fünf Minuten. Wichtig ist zum einen, dass alle Übungen in der eben beschriebenen Reihenfolge durchgeführt werden, da sie aufeinander aufbauen und die Wirkung ausbleibt, wenn man den Übungsablauf ändert. Zum anderen müssen die Übungen „zurückgenommen" werden. Das bedeutet, dass man aus dem Zustand der Entspannung langsam wieder auf „aktiv" umschaltet, um Kreislaufproblemen vorzubeugen, wie sie manchmal nach hastigem Aufstehen auftreten. Dazu werden als erster Schritt die Arme ein paar Mal kräftig gebeugt und gestreckt. Danach atmet man mehrmals tief ein und wieder aus und spricht dabei in Gedanken „Tief atmen". Schließlich öffnet man auf die innere Anweisung „Augen auf" die Augen.

Gerade in den ersten Monaten ist es wichtig, die Übungen täglich zwei bis drei Mal zu wiederholen, damit die Formeln wirklich verinnerlicht werden. Mit der Zeit stellen sich die gewünschten Reaktionen (Schwere, Wärme …) dann immer schneller ein. Wenn alle Effekte innerhalb weniger Sekunden einsetzen und auf diese Weise ein Zustand völliger Entspannung eintritt, spricht man von Generalisierung. Dies setzt allerdings ein erhebliches Maß an Übung voraus und es vergeht bis zu einem Jahr, bis man die Unterstufe wirklich verinnerlicht hat.

Wird die Grundstufe beherrscht, kann man zur Oberstufe, den Übungen für Fortgeschrittene, übergehen. Ein Element der Oberstufe sind die Formeln zur Persönlichkeitsentwicklung. Ziel ist es hierbei zum Beispiel, durch das Einüben bestimmter Leitsätze gelassener auf bislang gefürchtete Situationen zu reagieren. Wie in der Grundstufe sind dabei keine bestimmten Formeln festgelegt, sondern man definiert diese individuell. Wichtig ist hierbei, dass die Leitsätze positiv formuliert sind, statt Verneinungsformen wie z.B. „nicht" zu verwenden, also etwa so: „Ich bleibe gelassen, wenn man mich anspricht". Vor allem sollten die Ziele einfach formuliert und nicht zu hoch gesteckt werden. Durch das stete Einüben solcher Formeln tauchen diese in den gefürchteten Situationen wie von selbst auf und wirken sich automatisch auf das Verhalten aus – die Anspannung geht zurück und man fühlt sich schnell wieder gelassen.

Diese Übungen sollte man nur in angeleiteten Kursen eines erfahrenen, qualifizierten Therapeuten erlernen. Ein solcher Kurs dauert in der Regel sechs bis zehn Wochen. In kleinen Gruppen werden die Formeln der Reihe nach in einer oder zwei wöchentlichen

Sitzungen eingeübt. Vielfach kann man an Volkshochschulen Kurse zum Autogenen Training belegen. Aber auch manche Krankenkasse bietet ihren Mitgliedern hierzu preisgünstige Möglichkeiten. Probleme, die beim Üben auftreten, können mit Hilfe des Therapeuten schnell beseitigt werden. Damit steigen die Aussichten, dass sich nach und nach die gewünschten Erfolge einstellen.

Von einem Alleingang beim Erlernen des Autogenen Trainings wird abgeraten. Bei falscher Anwendung kann es zu Nebenwirkungen wie starkem Schwitzen, Schwindelgefühlen und schnellem Herzschlag kommen.

Hinweis: Bei schweren Angstzuständen, Depressionen und bei Wahnvorstellungen sollte das Autogene Training nicht angewandt werden, da in diesen Fällen durch den inneren Rückzug bei den Übungen der Krankheitszustand eher verstärkt wird.

Progressive Muskelrelaxation (PMR) nach Jacobson

1928 wurde der Arzt Edmund Jacobson darauf aufmerksam, dass beim Menschen bei innerer Anspannung und Unruhe auch die Muskelspannung stieg. Er entwickelte eine Technik, die sich diesen Zusammenhang zwischen Muskel- und seelischer Anspannung in umgekehrter Weise zunutze macht – indem man bewusst die Muskeln entspannt, so seine Theorie, stellt sich auch seelische Entspannung ein. Diese Technik nennt man die Progressive Muskelrelaxation, kurz PMR, übersetzt „schrittweise Muskelentspannung".

Ziel der PMR ist es, ein Gespür für die Spannungszustände in unserem Körper zu entwickeln, damit dann Anspannungen gezielt abgebaut werden und man sich körperlich und seelisch wieder entspannter und gelassener fühlt. Die PMR wird u. a. bei innerer Unruhe, Ängsten und Nervosität empfohlen. Gerade Menschen, die Probleme haben, sich zu entspannen, empfinden die PMR oft als leichter erlernbar als bspw. das Autogene Training, da man körperlich aktiv an der Entspannung mitarbeitet. Das Autogene Training hat jedoch den Vorteil, dass es mehr Aufbaumöglichkeiten und Übungen für Fortgeschrittene bietet. Bei der PMR werden die folgenden Muskelgruppen der Reihe nach einbezogen:

1. rechte Hand (Faust ballen)
2. rechter Unterarm (Faust absenken und wieder hochnehmen, Unterarm dabei anspannen, aber nicht bewegen)
3. rechter Oberarm (Bizeps anspannen, Arm beugen)
4. rechter Oberarm (Trizeps anspannen, Arm durchstrecken)
5. gleiches mit linker Hand und linkem Arm
6. Schultern anziehen (ganz nach oben anheben)
7. Nacken anspannen (Kopf nach hinten beugen)
8. Hals anspannen (Kopf nach vorn auf die Brust)
9. alle Gesichtsmuskeln nach Gefühl anspannen (Grimassen)
10. Brust anspannen (Hände vor der Brust zusammendrücken)
11. Rücken anspannen (Schulterblätter nach hinten)
12. Bauchmuskeln anspannen
13. Hintern anspannen
14. rechten Fuß anziehen
15. Waden anspannen (Ferse hochnehmen, Zehen belasten)
16. Oberschenkel anspannen

Die einzelnen Muskeln werden für fünf bis sieben Sekunden gezielt angespannt gehalten. Dann erfolgt ein sofortiges bewusstes Entspannen dieser Muskeln und man konzentriert sich für 30 Sekunden intensiv auf die Empfindungen, die daraufhin ausgelöst werden. So entsteht sowohl körperlich als auch seelisch ein wohltuender Entspannungszustand. Herzschlag und Atemfrequenz werden verlangsamt, der Blutdruck sinkt und man fühlt sich emotional ausgeglichen.
Die Übungen sollten in einer ruhigen Atmosphäre und möglichst mit geschlossenen Augen durchgeführt werden. Dabei nimmt man wie beim Autogenen Training eine liegende oder sitzende Haltung ein. Optimalerweise sollte man täglich ein bis zwei Mal für ca. zehn bis 20 Minuten üben. Dann lässt sich nach ungefähr vier Wochen ein Erfolg verzeichnen und man kann in Stresssituationen schneller mit Gelassenheit und Entspannung reagieren. Dabei hat sich in der Praxis bewährt, bereits beim Üben beim Einatmen das Wort „ganz" und beim Ausatmen das Wort „ruhig" gedanklich einzubinden.[50] Ziel ist es,

später allein schon durch den Gedanken „ganz ruhig" eine Entspannung auszulösen.

Kurse zur PMR werden beispielsweise an Volkshochschulen, bei Krankenkassen, in Fitnessstudios und physio- und psychotherapeutischen Praxen angeboten. Es ist aber auch möglich, die PMR mittels CD oder Kassetten zu erlernen. Bücher sind dagegen nicht zu empfehlen, da es den Übungsablauf stört, wenn man (vor allem in der Anfangsphase) immer wieder die schriftliche Anleitung zur Hand nehmen muss. Empfehlenswert ist aber eine professionelle begleitende Einführung.

Yoga

Yoga bedeutet „Vereinigung" und stellt eine Lehre dar, mit der Körper und Geist in Einklang gebracht werden soll. Man kann Yoga als eine Philosophie begreifen, die hilft, die physischen und psychischen Kräfte harmonisch zu vereinen. Die ersten Yogaübungen wurden vor ca. 4000 Jahren in Indien aufgezeichnet. Die Yoga-Lehre besteht aus drei verschiedenen Formen: dem Jnana Yoga als philosophischem Element, dem Raja Yoga mit Techniken zu Meditation und mentalem Training und dem Hatha Yoga – dem körperorientierten Teil, der insgesamt am bekanntesten ist und auf den ich mich aufgrund der Komplexität des Themas im Folgenden beschränken werde. Das Hatha Yoga, bei dem die körperliche und geistige Entspannung im Mittelpunkt steht, umfasst Atemübungen (Pranayama), Yoga-Stellungen (Asanas), Anleitungen zu richtiger Ernährung, Positives Denken, Tiefenentspannung (Shavasana) sowie Meditation.

Vor allem die Atmung (Pranayama) wird als wichtiges Instrument zum Krafttanken und Entspannen angesehen – beim Einatmen wird dem Körper Energie zugeführt, während das Ausatmen eine beruhigende Wirkung hat. Es geht im Yoga darum, auch unter größten Anstrengungen gleichmäßig zu atmen und auf diese Weise gelassen zu bleiben. Dies kann man durchaus auf schwierige Situationen im Alltag übertragen, die sich durch eine gleichmäßige Atmung meistern lassen. Bei den Asanas, den Yoga-Stellungen, handelt es sich um Übungen zur An- und Entspannung der Muskeln. Wichtig ist bei der Durchführung wie eben angesprochen, gleichmäßig zu atmen.

Die harmonisierende Wirkung des Hatha Yoga konnte bereits in verschiedenen wissenschaftlichen Untersuchungen belegt werden.[51] Die Yoga-Stellungen bewirken eine höhere körperliche Leistungsfähigkeit und bessere Beweglichkeit, die Atemübungen stärken das Immunsystem. Man ist durch die Übungen insgesamt ausgeglichen, besser gegen Stressreize gerüstet und baut Angst oder Wut schneller ab. Insgesamt lernt man mit Yoga, wie man auch in körperlich oder seelisch belastenden Situationen sein inneres Gleichgewicht wieder findet.

Eine wichtige Regel der Yoga-Philosophie lautet: „Tue das, was du kannst. Nicht mehr und nicht weniger." Es geht also nicht darum, ob man eine Übung ausführen kann oder ob man sie besser als die anderen Übenden beherrscht. Es geht darum, entsprechend seinen Fähigkeiten zu üben und die eigenen Grenzen nach und nach zu verschieben. Anfangs scheint es vielleicht nahezu unmöglich, bestimmte Stellungen auszuführen. Doch mit jedem Üben kommt man ein Stück vorwärts und so allmählich zum Ziel. Auch diese Auffassung kann, wenn sie in den Alltag übertragen wird, sehr helfen, geduldig an der eigenen Entwicklung zu arbeiten.

Um Yoga zu erlernen, sind lediglich eine rutschfeste Matte und ein wenig Platz nötig. Fast alle Übungen können so ohne großen Aufwand ausgeführt werden. Wichtig ist vor allem, dass man regelmäßig übt, im Idealfall täglich zur gleichen Uhrzeit ca. eine Viertelstunde in einem ruhigen, angenehm temperierten Raum. Die Kleidung sollte locker und wärmend sein und es empfiehlt sich, unmittelbar vor den Übungen nichts mehr zu essen.

Beim Üben selbst ist es wichtig, immer gleichmäßig durch die Nase zu atmen. Zudem sollte man immer die Grenzen des eigenen Körpers akzeptieren und sich immer wieder klar machen, dass man nicht alle Übungen sofort schaffen muss. Ein Vorteil beim Yoga ist, dass es lediglich mit dem körpereigenen Gewicht arbeitet und daher Überlastungen kaum zu befürchten sind.

Es gibt eine Vielzahl von unterschiedlichen Stellungen mit entsprechenden Effekten auf die verschiedenen Leiden. So gibt es auch Übungen, mit denen sich insbesondere Ängste und Stress bewältigen lassen. Beispielhaft habe ich eine solche Übung aus dem Buch „Yoga für die Seele" ausgewählt.[52]

Zunächst nehmt ihr eine kniende Sitzposition ein, in der das Gesäß auf den Fersen liegt. Dabei bleibt euer Oberkörper in aufrechter Haltung. Nun bringt ihr eure Füße jeweils so weit nach außen, dass das Gesäß auf dem Boden liegt. Anschließend hebt ihr die Arme gerade nach oben, wobei die Handflächen nach vorn zeigen. Dann senkt ihr euren gestreckten Oberkörper langsam nach vorn, bis ihr mit der Stirn und den Händen den Boden berührt. In dieser Position solltet ihr 20 bis 30 Sekunden bleiben und der sich einstellenden Ruhe nachspüren. Wenn ihr euch dabei wohl fühlt, könnt ihr natürlich auch noch länger so sitzen bleiben. Wichtig ist, auf eine ruhige, gleichmäßige Atmung zu achten.

Um Yoga zu erlernen, ist es am sinnvollsten, einen Kurs in einer Yoga- oder Volkshochschule zu besuchen. Zwar kann man mit Büchern, Videos oder Kassetten einen guten ersten Einblick bekommen. Jedoch kann ein qualifizierter Yoga-Lehrer auf Fehler beim Ausführen der Übungen hinweisen, Tipps geben und auf individuelle Fragen eingehen. Wichtig ist nachzufragen, ob der Trainer eine entsprechende Qualifikation nachweisen kann.

Kapitel 8: Naturheilverfahren und Nahrungsergänzung

Bitte beachtet die in diesem Buch vorangestellten Hinweise und kontaktiert vor der Einnahme auf jeden Fall einen Arzt, um euch über mögliche Risiken und Nebenwirkungen aufklären zu lassen.

Akupunktur

Die Akupunktur kann allgemein als Ganzheitstherapie oder als Ergänzungstherapie zur Schulmedizin betrachtet werden. Sie ist eine Heilmethode, die in China seit Jahrtausenden angewandt wird. Bei dieser Methode werden Nadeln in bestimmte Stellen des Körpers, sogenannte Akupunkturpunkte, eingestochen. Diese Punkte (insgesamt 365) befinden sich auf Energiebahnen, sogenannten Meridianen, die den Körper mit Energie versorgen. Mit dem Einstechen der Nadeln kann man die entsprechenden Akupunktur- punkte schwächen oder stärken, je nach Leiden.

Der Einstich wird in den meisten Fällen nur als leichter Pieks wahrgenommen. Die Nadeln verbleiben dann für einen gewissen Zeitraum am Körper und sorgen für Entspannung. In der Regel werden ein bis zwei Sitzungen pro Woche mit einer Gesamtzahl von zehn Behandlungen abgehalten. Im Optimalfall genügt diese Behandlung und man sollte nach einem bestimmten Zeitraum zwei Sitzungen wiederholen, um eine langfristige Besserung zu erzielen. Selbstverständlich können diese Zahlen von Fall zu Fall variieren.

Auch im Falle der Erythrophobie können durchaus mit Hilfe der Nadeltherapie vorausgehende Nervosität, Anspannung und innere Unruhe positiv beeinflusst werden. In diesem Fall beruhigt man den Herzmeridian und akupunktiert gezielt folgende Punkte: Du 20, Ex.6, He.7, He.5, Pe.6, Bl.62 und Le.3.[53] Im Optimalfall erzielt man eine Harmonisierung ohne begleitende Nebenwirkungen. Empfohlen wird die Akupunktur begleitend bei therapeutischen Maßnahmen und hierbei als Alternative zu Medikamenten.

Einige Heilpraktiker wenden eine besondere Form der Akupunktur an, die „Durchstichtechnik", bei welcher mehrere relevante Punkte

„aufgefädelt" werden. Sie werden somit verbunden und sollen einen noch besseren Energiefluss ermöglichen.

Eine allgemeine Empfehlung, wie eine Akupunkturtherapie aussehen sollte, ist nahezu unmöglich, da jeder Patient individuell untersucht und befragt werden muss und sich daraus unterschiedliche Therapieansätze ergeben. Ein Gespräch mit einem Heilpraktiker oder Arzt klärt dabei schon viele Fragen. Weiterhin kann hier eingeschätzt werden, ob eine Akupunktur überhaupt in Frage kommt bzw. aus gesundheitlichen Gründen kommen darf.

Mittlerweile haben sich auch im europäischen Bereich einige Akupunkteure auf ganz spezielle Akupunkturformen spezialisiert, wie die koreanische Handakupunktur, Ohrakupunktur und viele andere. Das Thema Akupunktur ist sehr komplex. Nicht umsonst gibt es ganze Bücher, die sich ausschließlich mit dieser Materie beschäftigen.

Johanniskraut

Johanniskraut wirkt stimmungsaufhellend und wird vor allem bei depressiven Verstimmungen, nervöser Unruhe und eben auch Angst verwendet. Man hat nachgewiesen,[54] dass der Stoff Hyperforin eine antidepressive Wirkung hat und dass enthaltene Substanzen wie Hypericin, Flavonoide und ätherische Öle an der Gesamtwirkung beteiligt sind und Botenstoffe im Gehirnstoffwechsel positiv beeinflusst werden.

Die Anwendungsmöglichkeiten sind verschieden. Man kann Johanniskraut sowohl als Tee, Kapsel, Tropfen oder Pflanzensaft zu sich nehmen. Bei der Untersuchung der Wirksamkeit der unter-schiedlichen Darreichungsformen fand man jedoch heraus, dass die frei verkäuflichen Johanniskraut-Extrakte unterdosiert sind und nur die apothekenpflichtigen Extrakte die nötigen Mengen an Inhaltsstoffen enthielten.[55] Im Falle des Tees empfiehlt man eineinhalb Teelöffel mit einer Tasse Wasser zu überbrühen und abgedeckt ca. zehn Minuten ziehen lassen. Möglichst über mehrere Wochen soll jetzt morgens und abends eine Tasse heißen Tees getrunken werden.

Zu beachten ist, dass es bei hellhäutigen Menschen zu Lichtempfindlichkeiten kommen kann und möglicherweise andere Medikamente, wie die Antibabypille, in ihrer Wirkung abgeschwächt werden können. Es empfiehlt sich, einen Arzt oder Apotheker zu Rate zu ziehen.

Baldrian

Bereits seit Jahrhunderten bei unterschiedlichsten Beschwerden angewandt, ist Baldrian heute eines der bekanntesten Heilkräuter. Baldrian wirkt beruhigend und durchschlaffördernd und wird auch bei Konzentrationsschwäche empfohlen. Homöopathen empfehlen es, um innere Unruhe, Anspannungen und Angst positiv zu beeinflussen und eine innere Ausgeglichenheit zu erzeugen. Inhaltsstoffe sind u.a. ätherische Öle, Valepotriate und Alkaloide. Man vermutet, dass die Wirkung des Baldrians nicht allein auf diese Stoffe zurückzuführen ist, sondern wahrscheinlich auf die vorteilhafte Kombination der vielen Einzelsubstanzen.
Bei innerer Unruhe und Angstgefühlen empfiehlt man Tropfen oder Dragees, da sie einen festen Valepotriat-Gehalt haben im Gegensatz zum Baldrian-Tee, der eher bei Einschlafstörungen verabreicht wird.
Zu beachten ist, dass man insbesondere bei Kindern ärztliche Rücksprache halten und Baldrian nicht länger als einen Monat am Stück einnehmen sollte, da es ansonsten zu Kopfschmerzen kommen kann.

Bachblüten

Die Bachblüten-Therapie wurde vom englischen Arzt Edward Bach (1886 – 1936) entwickelt und basiert auf der Idee, dass die gebundene Blütenenergie eine positive Wirkung auf psychische Seelenzustände hat. 38 Pflanzen sollen 38 verschiedene Zustände positiv beeinflussen. Bachblüten sind sehr umstritten. Einige Untersuchungen verwiesen darauf, dass die Wirkung nicht besser sei als bei Placebos,[56] andererseits schwören einige Homöopathen auf die Wirkung der Bachblüten.

Die häufigste Anwendung ist die Einnahme von Tropfen. Bei der Wasserglasmethode füllt man ein Glas mit Mineralwasser und tropft zwei Tropfen Bachblütenessenz hinein. Danach rührt man es um und trinkt es über den Tag verteilt in kleinen Schlucken. Andere empfehlen drei bis vier Mal täglich fünf Tropfen über die Zunge einzunehmen.

Aufgrund der wissenschaftlichen Widersprüche sind Bachblüten für den Fall der Erythrophobie eher nicht zu empfehlen. Wer es dennoch probieren möchte, sollte sich laut Bach auf „Larch" (Lärche) bei einem Mangel an Selbstvertrauen und „Mimulus" (Gefleckte Gauklerblume) bei Furchtsamkeit konzentrieren.

Schüssler-Salze

Dr. Wilhelm H. Schüssler (1821 – 1898) entwickelte folgende Theorie. Bei Menschen mit einem Mineralstoffmangel können die fehlenden Mineralstoffe in homöopathisierter und speziell aufbereiteter Form ergänzt werden, um die chemischen Abläufe im Mineralstoffhaushalt einer Zelle wieder ins Gleichgewicht zu bringen. Funktionsstörungen würden sich so wieder regulieren.

Insgesamt gibt es zwölf Mineralsalze nach Schüssler mit unterschiedlichen Potenzen (D3 – D12), welchen unterschiedliche Wirkungen nachgesagt werden. Für den Fall der Erythrophobie wären dies Nr. 5 „Kalium phosphoricum" (Kaliumphosphat) bei Nervosität und Angstgefühl und Nr. 7 „Magnesium phosphoricum" (Magnesiumphosphat) bei Spannungs- und Angstzuständen.

Zur Dosierung für Erwachsene wird empfohlen, drei bis sechs Mal täglich ein bis zwei Tabletten möglichst jeweils eine halbe Stunde vor oder nach dem Essen einzunehmen. Die Tabletten soll man für eine bessere Aufnahme über die Mundschleimhaut langsam auf der Zunge zergehen lassen.

Eine weitere Möglichkeit mit einer schnellen Wirkstoffaufnahme ist das Auflösen mehrerer Tabletten in heißem Wasser und das nachfolgende Trinken in kleinen Schlucken.

Auch bei den Schüssler-Salzen ist sich die Wissenschaft uneins, speziell was die biochemische Dosierung der Inhaltsstoffe und die Erfolgsquote angeht. Diese ist oftmals nicht höher als ein Placeboeffekt.

Organisches Magnesium

Ein Mangel an Magnesium kann zu einer erhöhten Erregbarkeit und somit zu einer niedrigeren Reizschwelle führen. Diese Tatsache führte dazu, dass einige Menschen annahmen, sie bräuchten einfach nur Magnesium zu sich zu nehmen und wären dann sozusagen „die Ruhe selbst" und angstfrei.

Zuerst einmal muss man in Erfahrung bringen, ob man überhaupt einen Magnesiummangel hat, was nur selten der Fall ist. Hierbei hat sich die Haaranalyse bewährt. Sie ist deutlich genauer als z.B. Analysen der Fingernägel und wird mittlerweile von vielen Ärzten und Apothekern angeboten. Wer in seiner Nähe keinen Anbieter findet, kann diese auch online über www.erythrophobie.de in Auftrag geben.

Ein Magnesiummangel kann einerseits durch eine mangelnde Aufnahme oder andererseits durch einen hohen Verbrauch entstehen. Bei körperlichem und seelischem Stress sowie bei Alkoholmissbrauch wird sehr viel Magnesium verbraucht. Diese Depots sollten dann wieder aufgefüllt werden.

Hat man tatsächlich einen Mangel, sollte man einen Arzt aufsuchen und mit diesem besprechen, welche Maßnahmen jetzt empfehlenswert sind, um den jeweiligen Mineralstoffmangel auszugleichen. Beim Magnesiummangel empfiehlt sich die Einnahme von Magnesiumcitrat. Dieses hat einen organischen Säureanteil und kann viel besser in den Kreislauf des Stoffwechsels gelangen als bspw. die anorganischen Brausetabletten, die man in vielen Drogerien erhält. Durch eine fachlich begleitete Einnahme von Magnesiumcitrat kann der vorhandene Mangel ausgeglichen werden. Der damit verbundene etwas niedrigere Blutdruck führt dann zu einem ausgeglicheneren Gesamtbefinden und man ist in Situationen, in denen man sonst errötete, gelassener.

Nicht immer muss man gleich zu Nahrungsergänzungsmitteln greifen. Folgende Lebensmittel haben einen hohen Magnesiumanteil: Kakao,

Nüsse, Gemüse, grüner Salat, Getreide, Hülsenfrüchte und Kartoffeln. Wenn die Ernährung dementsprechend angepasst wird, kann Magnesiummängeln langfristig vorgebeugt werden.

Zu beachten ist, dass man sich im Fall eines Mangels an einen Arzt oder Ernährungsberater wendet. Zusammen mit ihnen können dann Ausgleichspläne entwickelt werden. Als mögliche Nebenwirkung ist vor allem weicher Stuhl zu nennen. Dieser resultiert aus einer Überdosierung des Präparats. Bei Nierenschwäche ist auf jeden Fall ein Arzt zu konsultieren.

Ein wirklicher Magnesiummangel ist eher selten. Dementsprechend niedrig ist auch die Erfolgsquote im Fall der Erythrophobie.

Parallel zu möglichen Mängeln sind hier auch mögliche Giftstoffe zu nennen. Ob und inwieweit beispielsweise Amalgamfüllungen in unseren Zähnen schädlich für das Nervensystem sind, ist nach wie vor ungeklärt. Und ein Hinweis an die Raucher: Rauchen beeinflusst den Gehirnstoffwechsel und schwächt das Bindegewebe.[57] Es ist auf jeden Fall empfehlenswert, damit aufzuhören.

Abschließend sei gesagt, dass natürlich nicht allein Mängel oder Giftstoffe in unserem Körper verantwortlich sind für unsere Ängste, aber sie begünstigen diese möglicherweise. Somit ist es auch nicht einfach damit getan, seine Ernährungsgewohnheiten zu verändern. Umstellungen können immer nur unterstützend wirken!

Alternative Methoden, wie Homöopathie werden von den meisten Krankenkassen leider nicht getragen. Mittlerweile gibt es aber mehr und mehr Akzeptanz und die ersten Kassen übernehmen auch hierbei einen Kostenanteil. Es lohnt sich also, einfach mal nachzufragen.

Weiterführende Informationen und natürlich Tipps zur Suche nach empfehlenswerten Ärzten findet ihr auf der Homepage www.erythrophobie.de.

Kapitel 9: Therapie

Der Besuch eines Therapeuten ist heutzutage immer noch mit Wertungen wie „anormal" oder „krank" belegt und wird oft von vornherein abgelehnt. Wer aber einmal die Hilfe eines guten Therapeuten in Anspruch genommen hat, wird bestätigen, dass durchweg Vorurteile der Grund für diese ablehnende Haltung sind. Jeder, der mit dem Gedanken spielt, sich professionell helfen zu lassen, sollte sich einfach für ein erstes Probegespräch anmelden. Bis zu fünf so genannte Probesitzungen werden von der Krankenkasse übernommen. Wichtig bei der Wahl eines Therapeuten sind Sympathie und Vertrauen. Ist dies gegeben, d.h. die „Chemie stimmt" und ihr könnt euch richtig „fallen" lassen, können gute Erfolge erzielt werden.
Solltet ihr einmal auf einen Psychologen stoßen, der euch und euer Problem nicht ernst nimmt, was leider ab und zu vorkommt, dürft ihr euch nicht entmutigen lassen. Zieht euch nicht zurück, sondern sucht aktiv den nächsten auf. Es gibt gute Therapeuten!

Oft wird gefragt, wie lange die Therapie denn dauert, wie man einen guten Therapeuten findet und worauf es zu achten gilt. Wie lange eine Therapie dauert, kann man schwer pauschal beantworten. Im Regelfall sind es ca. 20 bis 30 Sitzungen, aber bei Betroffenen, die seit vielen Jahren darunter leiden, kann sich dies stark verlängern. Einen Therapeuten kann man durch Anfrage bei der Krankenkasse und mittlerweile auch über Internet-Suchportale finden. Aber der beste Weg ist immer noch die Mund-zu-Mund-Empfehlung entweder direkt von Freunden oder von Mitgliedern auf www.erythrophobie.de. Die „Chemie" muss stimmen – das ist wichtig. Darüber hinaus sollte man beachten, dass es sich um einen zugelassenen Therapeuten handelt. Will man hinsichtlich der Qualifikation auf „Nummer Sicher" gehen, sollte man einen „Psychologischen Psychotherapeuten" aufsuchen. Nur dieser Titel ist geschützt und gewährleistet, dass es sich um einen Diplom-Psychologen handelt, der ein Hochschulstudium der Psychologie abgeschlossen hat und die staatliche Anerkennung seiner psychotherapeutischen Qualifikation besitzt.

Nur absolutes Vertrauen und fachliche Kompetenz können letztlich zum Erfolg führen.

Die Kosten für eine Therapie werden von den gesetzlichen Krankenkassen in der Regel übernommen. Bei der privaten Versicherung ist dies von den jeweiligen Vertragsbedingungen abhängig. In beiden Fällen sollte die Kostenübernahme vorher geklärt werden.

Bei den Therapien existieren die verschiedensten Ansätze und Vorgehensweisen. Grob kann man aber in Psychoanalyse und Verhaltenstherapie unterteilen.

Bei der Psychoanalyse werden vermutete Vorgänge, die in der Kindheit aus dem Bewusstsein in das Unterbewusstsein verschoben wurden, wieder bewusst gemacht. Psychoanalytiker verwenden unterschiedliche Techniken, um an dieses Gedankengut zu kommen. Die bekannteste ist das „freie Assoziieren". Der Betroffene erzählt zu den unterschiedlichsten Situationen, was ihm gerade einfällt und der Therapeut kann dann bei so genannten „Freud´schen Versprechern" erkennen, wo die tieferliegenden Probleme und Blockaden liegen. Voraussetzung für ein Funktionieren dieser Methode ist jedoch, dass es überhaupt solche Vorgänge gab. Viele Untersuchungen zeigen, dass nicht allein bestimmte Situationen oder Erlebnisse für eine Phobie verantwortlich sind, sondern dass Faktoren wie soziales Lernen, genetische Dispositionen oder auch Erziehung einen höheren Stellenwert haben. Aus diesem Grund und aufgrund der Tatsache, dass die Erfolgsquoten[58] der mit Psychoanalyse therapierten Betroffenen deutlich geringer sind, möchte ich mich auf die Verhaltenstherapie konzentrieren.

Bei der Verhaltenstherapie ging man ursprünglich davon aus, dass Ängste die Folge eines fehlerhaften Lernprozesses sind. Man bezeichnete dies als „Lerntheorie" oder „soziales Lernen". Mit Hilfe der Verhaltenstherapie sollten diese Ängste dann wieder „verlernt" werden.

Im Jahre 1892 führte Iwan Pawlow ein berühmtes Experiment durch und begründete diese Lerntheorie. Er wusste, dass bei Hunden, die ihr Fressen riechen, der Speichel anfängt zu laufen. Nun ließ er bei jeder Fütterung eines Hundes zusätzlich einen Ton erklingen. Nach einer gewissen Zeit ließ er das Fressen weg und es erklang nur noch der Ton. Der Speichel des Hundes begann zu laufen, ohne dass wirklich etwas Fressbares in der Nähe war. Dieses Experiment ging unter der Bezeichnung „Pawlowscher Hund" in die Geschichte ein. Pawlow erklärte, dass eben auch ganz andere Auslöser als die normalen oder erwarteten für bestimmte Reaktionen des Körpers verantwortlich sein können. Der Körper konnte sich auf bestimmte Auslöser „konditionieren". Übertrieben ängstliches Verhalten könne also von den Eltern abgeschaut, verinnerlicht und somit übernommen werden. Heute weiß man, dass auch und besonders die eigenen Gedanken die Angst auslösen und aufrechterhalten oder gar verstärken können. So entwickelte man im Laufe der Zeit die „kognitive Verhaltenstherapie". Bei dieser stehen unsere Einstellung und unsere Bewertungen im Mittelpunkt. Ein großer Unterschied zur Psychoanalyse ist, dass man im Jetzt therapeutisch aktiv wird und nicht in der Vergangenheit. Es geht primär darum herauszufinden, welche genauen Gedanken ein bestimmtes Verhalten auslösen und wie man dies aktiv mit dem Betroffenen verändern kann. Ziele sind der Aufbau eines realistischen Selbstbildes und Verhaltensveränderungen, also der Abbau von Sicherheits- und Vermeidungsverhalten, und deren Übernahme ins alltägliche Leben.

Den Aufbau einer solchen kognitiven Verhaltenstherapie kann man beispielhaft in fünf Stufen darstellen.[59]

Stufe 1: Hier konzentriert man sich vorrangig auf Gespräche mit dem Betroffenen. Der Betroffene beschreibt, welche Situationen für ihn beängstigend sind und was genau er dabei fühlt. Der Therapeut notiert sich das Ganze. Er erarbeitet ein Modell, was dieses individuelle Verhalten erklärt und motiviert den Betroffenen zur Behandlung. Nur mit dem Willen zur Veränderung und der Bereitschaft, aktiv etwas dafür zu tun, kann diese Therapie zum Erfolg führen.

Stufe 2: Hierbei geht es primär um die Korrektur der fehlerhaften Wahrnehmung. Wenn Körpersymptome im Vordergrund stehen, und das ist bei der Erythrophobie eindeutig gegeben, muss herausgearbeitet werden, wie stark die Symptome nach Meinung des Betroffenen selbst sichtbar sind. Negative Gedankenfolgen werden hinterfragt, wie z.B. „Jetzt bin ich knallrot" oder „Was könnten andere jetzt von mir denken?". Dieses so genannte Sicherheitsverhalten, bei dem man sich ständig mit sich und den Gedanken der anderen beschäftigt, sowie der ständige Versuch, dies irgendwie zu verstecken, werden dem Betroffenen bewusst gemacht.

Man beginnt jetzt mit Rollenspielen, im Idealfall kombiniert mit einer stationären Videokamera, die den Betroffenen währenddessen aufnimmt. Das Sicherheitsverhalten wird nun vorerst verstärkt. Die Selbstbeobachtung beispielsweise der Gesichtswärme wird angeregt und das typische Schutzverhalten, wie nach unten schauen o.ä. soll genauso praktiziert werden wie im Alltag. Der Betroffene soll nun dieses Verhalten im Wechsel verstärken und weglassen. Danach folgt ein Gespräch, wo gefragt wird, ob diese Maßnahmen oder das Weglassen dieser Maßnahmen nach Meinung des Betroffenen mehr oder weniger Erfolg hatten. Dazu sollen möglichst detailliert Körperempfindungen und Gedanken geschildert werden: „Wo lag meine Aufmerksamkeit? Was habe ich empfunden? Wie rot war ich meiner Meinung nach?".

Jetzt wird dem Betroffenen gezeigt, wie stark das Erröten wirklich war. Dies geschieht durch ein Vorführen des Videos. Parallel wird immer wieder gefragt, wie rot er seiner Meinung nach in dieser Situation war und gezeigt, wie sichtbar es wirklich ist. Interessant für viele Betroffene ist, dass eher das Sicherheitsverhalten (Kopf wegdrehen, Hand vors Gesicht, Gedanken nur beim eigenen Erröten, Unkonzentriertheit) bemerkt wird und beim Außenstehenden Verwunderung auslöst. Dieses „komische Verhalten" wird viel stärker wahrgenommen als die Röte selbst.

Wichtig beim Videofeedback ist, den Grad der Hautverfärbung mit anderen Objekten[60] ins Verhältnis zu setzen, da der Betroffene sehr auf seine Gesichtsröte achtet. So kann die tatsächliche und die

gefühlte Röte miteinander verglichen werden. Das macht man am besten mit einem tiefroten Objekt, welches möglichst hinter dem Betroffenen platziert wird. So kann man vergleichend diskutieren, wie stark die Röte tatsächlich ist.
Bei den meisten Betroffenen beginnt bereits jetzt eine Werteverschiebung.

Stufe 3: Jetzt werden ansonsten vermiedene Situationen gezielt aufgesucht. Anfangs geschieht dies unter Begleitung des Therapeuten, der alles protokolliert. Nach und nach soll der Betroffene diese Situationen selbsttätig aufsuchen und erleben. Einigen hilft es, parallel dazu eine Art Gefühlstagebuch zu schreiben.
Diese Experimente sollen dazu führen, dass der Betroffene sich im Laufe der Zeit realistischer wahrnimmt. Nicht die Gewöhnung durch Wiederholung steht im Vordergrund, sondern die fortwährende Überprüfung und Anpassung der eigenen Erwartungen. Übertrieben negative Einstellungen sollen erkannt und durch realistischere (positivere) ersetzt werden. Eine wichtige Erkenntnis ist, dass der Abbau des Schutz- und Sicherheitsverhaltens keine negativen Folgen hat. Wann der Betroffene dies erkennt, variiert zeitlich. In den meisten Fällen geschieht das nach einigen Wochen.
Ein Beispiel für eine mögliche Übung ist der Besuch eines Fachgeschäfts, in welchem man sich in aller Ruhe z.B. einen Computer erklären lässt. Selbst wenn man jetzt das Gefühl hat zu erröten, darf man nicht davonlaufen, sondern muss es durchstehen. Man wird sich wieder beruhigen und dies wird dann im Gehirn abgespeichert als „Situation gemeistert". Für viele ist dieses Gefühl unbeschreiblich und je mehr Situationen sie so bestehen, desto stärker wird ihr Selbstvertrauen und es entwickelt sich sogar Spaß.

Stufe 4: Jetzt werden gezielt negative Überzeugungen hinterfragt und durchbrochen. Der Betroffene selbst wägt nach und nach ab, was jeweils für oder gegen eine Überzeugung spricht. Dabei ist es nicht wichtig, dass das schnell geschieht, sondern durch innere Überzeugung des Betroffenen selbst. Nach und nach soll ein realistischeres

Selbstbild erstellt und mehr Selbstbewusstsein aufgebaut werden. Der Betroffene handelt in dieser Phase immer selbständiger.

Stufe 5: In dieser Phase wird der Betroffene dazu angeregt, völlig selbständig zu agieren. Letztlich geht es um den Alltag und hier müssen die Probleme gemeistert werden. Der Betroffene hat jetzt die Möglichkeit, sich in regelmäßigen Abständen beim Therapeuten zu melden und dann werden zusammen jeweils individuelle Etappenziele festgelegt. Auch wird er hier darauf vorbereitet, dass es hin und wieder einen Rückschlag geben kann. Das kann an der Tagesform oder vielen anderen Faktoren liegen. Diese Vorbereitung ist wichtig, damit nicht gleich bei den ersten Problemen die „Flinte ins Korn geworfen wird".

Bei schwerwiegenden und/oder kombinierten Phobien mit jahrelangem Leidensweg kann es sinnvoll sein, eine stationäre Behandlung in Betracht zu ziehen. Mehr Sitzungen in kürzerer Zeit und eine intensivere Behandlungsmöglichkeit können sich in Verbindung mit den Hilfestellungen anderer Betroffener sehr positiv auswirken. Häufig kombiniert man hier Gruppen- und Einzelsitzungen. So lernt man eine Vielzahl anderer Betroffener und deren Phobien kennen und versucht, durch eine Art „soziales Kompetenztraining" in der Gruppe eigene Wünsche durchzusetzen, Konflikte konstruktiv auszutragen, ein realistischeres Selbstbild zu erzeugen und negative Denkweisen zu erkennen, um sie dann umzustellen. Einigen Betroffenen hilft zusätzlich zur fachlichen Meinung der Ärzte auch die persönliche und ehrliche Meinung außenstehender Personen, die eine Angstsituation nachvollziehen können.
Die kognitive Verhaltenstherapie hat sich als sehr wirkungsvolles Instrument gegen soziale Phobien erwiesen. Vielen Menschen wurde mit Hilfe dieser Methode geholfen. Einige Therapeuten kombinieren diese Therapieform auch mit Entspannungstechniken, was durchaus sinnvoll erscheint für die Vorbereitung auf den späteren Alltag.

In letzter Zeit wurde mancherorts versucht, neue therapeutische Wege zu gehen. So testet man gerade das so genannte Aufmerksamkeitstraining. Hierbei macht man den Betroffenen bewusst, dass ihre

Aufmerksamkeit zu sehr auf die eigenen Körperreaktionen gerichtet ist bzw. schnell von der jeweiligen Aufgabe hin zur Eigenbeobachtung abschweift. Gezielte Übungen sollen helfen, den Fokus wieder auf die eigentliche Aufgabe zu richten. Wie die Betroffenen das umsetzen, ist individuell verschieden. Wichtig ist aber die Begleitung durch einen Therapeuten.

Diese Methode ist noch in der Erprobungsphase, aber erste Ergebnisse scheinen, vor allem in Verbindung mit einer kognitiven Verhaltenstherapie, Erfolg versprechend.

Erwähnen möchte ich noch eine Konfrontationstherapie namens „shame attack". Hierbei setzt man auf einen maximalen Angst- und Peinlichkeitsfaktor mit dem Ziel, dass den Betroffenen die Meinung anderer über ein absurdes Verhalten egal wird. Das wird erreicht, indem man die Betroffenen im Gesicht rot anmalt oder sie mit hoch erhobenen Armen und unmöglicher Kleidung durch die Stadt gehen lässt. Was bei einigen Phobien durchaus funktionieren kann, ist bei der Erythrophobie vollkommen unangebracht. Es besteht die große Gefahr einer traumatisierenden Wirkung bei bestimmten Reaktionen und Äußerungen durch Passanten und dem möglicherweise damit einhergehenden Erröten. So kann es zu einem Rückschritt führen bis hin zur vollkommenen Isolierung. Konfrontation ja, aber nicht in dieser aggressiven Art und Weise mit hohem Rückschlagpotential.

In einigen Fällen wenden Therapeuten im Rahmen einer umfassenden Therapie die sogenannte paradoxe Intention an.[61] Die paradoxe Intention setzt an der Absicht, die jemand verfolgt, an. Der bisherige Wunsch, möglichst gar nicht zu erröten, wird durch eine paradoxe, also scheinbar widersinnige Absicht abgelöst – nämlich möglichst schnell erröten zu wollen. Ziel ist es, sich so sehr auf die neue Absicht, schnell zu erröten, zu konzentrieren und regelrecht zu versteifen, dass man letztlich immer seltener rot wird.

Hintergrund dieses Vorgehens ist folgendes Phänomen: man möchte, dass eine Situation in einer bestimmten Weise verläuft oder mit einem bestimmten Ergebnis endet. Aber stattdessen passiert genau das Gegenteil dessen, was man sich gewünscht oder vorgestellt hat. Im Fall des Errötens bedeutet das: wenn ihr euch nichts mehr wünscht, als im Alltag weniger bis gar nicht mehr rot zu werden, dann tritt meist das Gegenteil ein und ihr errötet sehr schnell.

Auch ein guter Freund kann diese paradoxe Intention übernehmen und euch beispielsweise dazu ermuntern, schnell zu erröten. Es muss aber von Anfang an klargestellt werden, dass so etwas nur dazu dienen soll, euch den eigenen Druck zu nehmen.

Diese Methode hört sich einfach an. Tatsächlich ist es aber gar nicht so leicht, eine solche paradoxe Absicht wirklich zu verinnerlichen. Eben deshalb ist es ratsam, diese Methode nur unter Anleitung eines kundigen Therapeuten anzuwenden. Für die Mutigen unter euch ist es durchaus einen Versuch wert und möchte man es wirklich probieren, so hat sich als wichtig erwiesen, in Zusammenarbeit mit dem Therapeuten das eigene Erröten mit positiven Aspekten zu assoziieren.

Im Großen und Ganzen ist die Erfolgsquote der paradoxen Intention bei der Behandlung von Erythrophobie eher gering. Nur eine geringe Anzahl von Betroffenen kann auf diese Art und Weise seinem Ziel näher kommen.

Im Zusammenhang mit Phobien stößt man auch oft auf Therapieformen wie NLP, Hypnose, Selbsthypnose oder Klopftherapie. NLP bedeutet neurolinguistisches Programmieren und meint die bewusste und gezielte Veränderung gelernter Verhaltens- und Denkmuster. In der Theorie sähe dies im Falle der „Phobielöschung" wie folgt aus.[62] Es gibt einen Punkt in der Vergangenheit, genauer der Kindheit, in welcher die Phobie ausgelöst wurde. Der Therapeut leitet den Betroffenen in dessen Gedankenwelt wieder an diesen Punkt und lässt ihn diese Situation als Außenstehender betrachten. Im Jetzt als Erwachsener würde diese damals erlebte Angst mit einem neuen Verständnis als reifer Erwachsener wiedererlebt. So soll eine Neubewertung der Zusammenhänge erfolgen und binnen Stunden könne diese Phobie der Vergangenheit angehören. Die Steigerung dieser Methode sei eine Technik, die dies sogar in wenigen Minuten erreichen soll. Hierbei betrachtet man die auslösende Situation und lässt eine Art Schwarz-Weiß-Film vor seinem geistigen Auge ablaufen von der auslösenden

Situation bis zu einem „sicheren Bild", also einer Situation, in welcher man sich wohl fühlte. Danach lässt man diesen Film, jetzt in Farbe, rückwärts laufen bis zu einem positiven Punkt vor der auslösenden Situation. Somit soll die auslösende Situation gelöscht und durch ein positives Gefühl ersetzt werden. Das Angstgefühl würde dann ganz einfach gelöscht werden und innerhalb weniger Minuten wäre man angstfrei.

Ähnliche Zielsetzungen hat man bei Hypnose- und Selbsthypnose-techniken. Auch hier soll der Betroffene mit Hilfe eines Therapeuten seine Ängste nochmals durchleben, um sie danach durch Neubewertung zu reduzieren bzw. ganz zu löschen oder sich mit einer CD „selbst beruhigen" lernen.

Näher möchte ich diese Methoden nicht beschreiben, denn heute weiß man, dass bei einer sozialen Phobie und insbesondere der Erythrophobie eben nicht nur ein möglicherweise auslösendes Ereignis zum Tragen kommt, sondern auch soziales Lernen, Erziehung, äußere Einflüsse und Genetik. Die geringen Erfolgs-quoten[63] von NLP und Hypnose im Falle der Erythrophobie bestätigen diese Erkenntnisse und weisen in Richtung kognitiver Verhaltens-therapie.

Sehr in Mode ist momentan die Klopftherapie (MET), bei welcher man Blockaden (und somit nahezu jedes seiner Probleme) mit dem Beklopfen von Akupunkturpunkten binnen Minuten lösen können soll. Die Erfolgsquote im Fall der Erythrophobie war laut Rückmeldungen mehrerer hundert Erythrophobiebetroffener aber gleich Null, daher möchte ich es bei der Erwähnung belassen.

So sehr sich viele wünschen, nach Minuten, Stunden oder Tagen bereits angstfrei zu sein, so deutlich muss man sagen, dass sich Ängste, die sich über Jahre oder Jahrzehnte aufgebaut haben, nicht „mal eben so" ablegen lassen. So einfach ist unser Gehirn nicht zu „überlisten" und es zeigt sich, dass der längerfristigere Weg der kognitiven Verhaltenstherapie im Vergleich der effizientere ist.

Die Entwicklung schreitet jedoch stets voran. So scheinen auch erste Versuche, die kognitive Verhaltenstherapie mit neuen Methoden zu kombinieren, Erfolg versprechend.

Kapitel 10: Medikamente

Bitte beachtet neben den in diesem Buch vorangestellten Hinweisen auch die folgenden:

Vor Einnahme bitte unbedingt einen Arzt konsultieren!
Bitte nur unter ärztlicher Aufsicht einnehmen!
Bitte nur für einen begrenzten Zeitraum einnehmen!
Bitte nur unter ärztlicher Aufsicht wieder absetzen!
Wenn möglich mit einer Therapie kombinieren.

Das Thema „Erythrophobie und medikamentöse Behandlung" lässt auch heute noch Experten aneinander geraten. Einige halten eine erfolgreiche Behandlung mit Medikamenten schlichtweg für unmöglich, andere halten sie für den falschen Weg und wiederum andere sehen darin durchaus Chancen. Die Lösung liegt wie so oft dazwischen. Medikamente allein bewirken langfristig sicher keine Besserung der Situation, aber unterstützend zu einer Verhaltenstherapie und unter ärztlicher Aufsicht eingenommen, sind sie ein ernst zu nehmendes Mittel.

Auch Betroffene selbst unterliegen häufig den unterschiedlichsten Irrglauben,[64] wie z.B. Psychopharmaka stellten nur ruhig und verändern die Persönlichkeit, alle Psychopharmaka machen abhängig, man müsse sie ein Leben lang einnehmen etc. Auch trifft man hin und wieder auf Äußerungen, wie „Daran verdient doch nur die Pharmaindustrie!". Heute weiß man, dass Psychopharmaka bei den verschiedensten Ängsten durchaus helfen können, einige sogar eine antriebssteigernde Wirkung haben. Überhaupt erkennen mehr und mehr Therapeuten die unterstützenden Eigenschaften von Psychopharmaka und lehnen sie nicht mehr grundsätzlich ab. Mit ärztlicher Begleitung und evtl. in Verbindung mit einer Verhaltenstherapie werden die Medikamente dann für einen zeitlich begrenzten Zeitraum verschrieben.

Bitte beachtet, dass Psychopharmaka nicht für die Behandlung von Erythrophobie entwickelt wurden, sondern für Ängste allgemein oder gänzlich andere Beschwerden (siehe jeweiliges Medikament), bei der Erythrophobie aber je nach individueller Situation gute Erfolge erzielen konnten. Die nachfolgenden Medikamente stellen keine Empfehlung dar, sondern dienen lediglich als Orientierung, welche Medikamente überhaupt in Verbindung mit sozialer Phobie/ Eythrophobie eingesetzt werden.

Selektiver Serotonin-Wiederaufnahmehemmer
(SSRI = selective serotonin reuptake inhibitor)

SSRIs gehören zur Gruppe der Antidepressiva und wurden ursprünglich entwickelt, um Depressionen zu behandeln. Serotonin als Botenstoff hat unter anderem Auswirkungen auf die Stimmungslage oder den Schlaf-Wach-Rhythmus. Man erkannte relativ schnell, dass sie auch auf Angstpatienten positive Auswirkungen hatten. SSRIs stellen heute die effektivste psychopharmakologische Behandlungsmethode dar.[65] Sie wirken speziell auf den Botenstoff Serotonin, wodurch sich der Serotoninspiegel im Körper erhöht. Aufregung und Stress werden verringert, indem die Aktivitäten bestimmter Gehirnregionen „gebremst" werden. Serotonin wird freigesetzt, wandert aus einer Zelle heraus und koppelt an die Serotonin-Rezeptoren an. Es wird ein elektrischer Impuls an die zweite Zelle weitergegeben, der zur Beruhigung führt. Danach wird das Serotonin im Normalfall wieder in der ersten Zelle aufgenommen. Diese Aufnahme wird nun gehemmt, mehr Serotonin verbleibt im Spalt zwischen den Zellen und die Weiterleitung der elektrischen Impulse sowie die damit verbundene Beruhigung werden gefördert.[66]
Mögliche Nebenwirkungen: einige der Betroffenen berichteten von Übelkeit, Kopfschmerz, Schwitzen, Durchfall und Mattheit in den ersten Wochen der Einnahme, was sich dann aber (bei der Mehrheit) legte. Einige sprechen auch von einer Verminderung des sexuellen Verlangens bis hin zu Potenzproblemen.
SSRIs wirken erst nach zwei bis sechs Wochen der Einnahme. Für einen langfristigen Erfolg wird eine Einnahme von mindestens zwölf Monaten empfohlen, um Rückfälle zu vermeiden.[67] Einige sprechen auch von 24 Monaten. SSRIs können für sich allein eingenommen

werden, um durch ein „normaleres" Erleben der ansonsten angstauslösenden Situationen und der Reaktionen der Umgebung eben dies zu verinnerlichen und die Ängste somit nach und nach abzubauen. Optimalerweise kombiniert man aber die Einnahme von Psychopharmaka mit einer begleitenden Therapie.

Die Frage, welches Medikament für die individuelle Situation in Frage kommt, sollte mit dem behandelnden Arzt geklärt werden.

Beta-Rezeptoren-Blocker

Beta-Rezeptoren-Blocker werden bei Ängsten seltener verschrieben als SSRIs. Das liegt an ihrer etwas schwierigeren Handhabung durch eine niedrige Dosis zu Therapiebeginn, welche langsam gesteigert wird, und einer relativ langen Phase bis zum Wirkeintritt. Oft ist dieser erst nach mehr als drei Monaten zu verzeichnen. Das spätere Absetzen muss ebenfalls schleichend und unter ärztlicher Begleitung erfolgen. Beta-Rezeptoren-Blocker sollten nur in Verbindung mit einer Therapie eingenommen werden. Ebenfalls sei darauf hingewiesen, dass Beta-Rezeptoren-Blocker bei Phobien allgemein immer seltener eingesetzt werden. Hier kommt jedoch eine Besonderheit der Erythrophobie zum Tragen, nämlich die Fokussierung auf die Gesichtsröte. Diese kann durch einen verringerten Herzschlag ausbleiben und Betroffene lernen so, Situationen, in welchen sie sonst erröteten, ohne Röte zu er- und durchleben. Dieses sichere Erleben sonst angstbehafteter Situationen kann z.B. mit Hilfe einer Verhaltenstherapie später in ein Leben ohne Medikamente über-nommen werden.
Bei einem Beta-Rezeptoren-Blocker besetzt der jeweilige Wirkstoff die Beta-Rezeptoren, verhindert die Reizübermittlung und verringert somit die stressauslösende Wirkung von Adrenalin und Noradrenalin. Das Herz schlägt langsamer und weniger kraftvoll, der Blutdruck sinkt, man fühlt sich ruhiger und ausgeglichener. Im Fall des Errötens „nutzt" man hier die Tatsache, dass das Herz in einer ansonsten zum Erröten führenden Stress-Situation weiterhin ruhig und gleichmäßig

schlägt. Der ansonsten starke Blutdruckanstieg ist geringer und die Gesichtsröte bleibt im Optimalfall aus.

Betroffene mit Herzrhythmusstörungen, niedrigem Blutdruck oder Asthma sowie Schwangere und Stillende dürfen keine Beta-Rezeptoren-Blocker einnehmen. Weitere Ausnahmefälle, Einnahmedosis und –dauer, Wechselwirkungen mit andern Medikamenten sowie mögliche Nebenwirkungen müssen mit dem behandelnden Arzt abgeklärt werden.

Mögliche Nebenwirkungen: schneller Puls, Zittern, Schwindel, Müdigkeit, Schlaf-, Verdauungs-, Potenzstörungen oder Schweißausbrüche. Ebenfalls zu beachten ist die mögliche Beeinträchtigung bei der Teilnahme im Straßenverkehr und der Bedienung von Maschinen.

Das ist natürlich nur ein Auszug möglicher einsetzbarer Medikamente. Die Forschung schreitet stetig voran und sorgt fortwährend für Neuigkeiten. Diese und weitere Medikamente sowie Erfahrungsberichte darüber sind u.a. im Internet unter www.erythrophobie.de abrufbar. Lasst euch auf jeden Fall fachärztlich beraten und begleiten. Nur so kann ein für euch und eure persönliche Situation wirksames und verträgliches Medikament gefunden und möglichen Komplikationen vorgebeugt werden.

Kapitel 11: Operation ESB

Hinweis: Die nachfolgend beschriebene Operationstechnik darf nur die letztmögliche Behandlungsmethode sein! Sie sollte erst in Betracht gezogen werden, wenn alle bisher beschriebenen Möglichkeiten ohne Erfolg ausprobiert worden sind. Es handelt sich hierbei um den Eingriff ins Nervensystem und die Regulationsvorgänge im Körper, was mit definitiven Nebenwirkungen verbunden ist.

Es gibt Menschen, denen weder Gespräche, Homöopathie, Entspannungstechniken, Therapien noch Medikamente oder andere Methoden langfristig helfen. Jahren des Leidens folgen Jahre des Suchens nach Besserung. Sie probieren nahezu alles aus, über eine lange Zeit, leiden aber nach wie vor unter dem Erröten des Gesichts. Einige dieser Betroffenen haben mit der Operationsmethode ESB ihren persönlichen Lösungsweg gefunden.

Um die Operation ESB näher zu beschreiben, ist es sinnvoll, noch einmal das vegetative Nervensystem zu betrachten.
Das vegetative Nervensystem ist Teil des zentralen Nervensystems. Interessant hierbei sind zwei Teilbereiche, der Sympathikus und der Parasympathikus. Diese verlaufen von Hirnstamm und Rückenmark zu den einzelnen Organen und steigern oder verringern deren Tätigkeit. Das vegetative Nervensystem und dessen Auswirkungen sind weitgehend unserem direkten Willen entzogen, daher nennt man es auch autonomes Nervensystem. Beispielhaft sei hier die Verdauung genannt, die wir nicht willentlich steuern können.
Wie schon in Kapitel 2 beschrieben, gibt es beim Menschen seit Urzeiten das „Flucht- oder Abwehrverhalten". Bei Stress wird der Sympathikus maximal aktiviert und Herzschlag sowie Blutdruck steigen. Der Körper fährt auf Hochtouren und das Gehirn muss mit einer erhöhten Menge Blut versorgt werden. Bei manchen Menschen macht sich das auch mit einer Rötungszunahme der Gesichtshaut bemerkbar.
Der Sympathikus bildet eine Art Strang beiderseits der Wirbelsäule. Die einzelnen Nervenfasern dieses Strangs bilden mit den

Nervenknoten, den Ganglien, den „Sympathischen Grenzstrang". Die Ganglien werden fortlaufen nummeriert, so zum Beispiel „Th2" für das zweite Ganglion im Thoraxbereich (Brustbereich).

Sympathikus und Parasympathikus stehen in ständiger Wechselwirkung. Dieses Zusammenspiel ist bei manchen Menschen nicht im Gleichgewicht. (siehe Kapitel 4)

In dieses stete Wechselspiel greift nun die ESB ein. ESB bedeutet „Endoscopic Sympathetic Block", also eine endoskopische Blockierung des Sympathikusgrenzstranges „Truncus sympathikus". Hierbei gab und gibt es verschiedene Methoden und medizinische Fachbegriffe.

Aus Versuchen, das übermäßige Schwitzen einiger Menschen zu reduzieren, entwickelte sich die „ETS" (Endoskopische transthorakale Sympathektomie). Einigen der mit dieser Methode erfolgreich Behandelten fiel auf, dass sie nun auch nicht mehr erröteten und daraufhin verfeinerte man diese OP-Technik auch für den Fall der Erythrophobie.

Bei der ETS-Methode wird der Grenzstrang entweder durchtrennt oder gar ein Teil des Grenzstranges ganz entfernt. Man unterscheidet bei der Trennung nochmals „Cut", also ein Durchtrennen über und unter dem jeweiligen Nervenknoten, und „Koagulation", was so viel bedeutet, wie Zerstörung des Nervenknotens durch Hitzeeinwirkung. Darüber hinaus hat sich die „ETSC" (Endoscopic Thoracic Sympathetic Block by Clamping) entwickelt. Hierbei werden auf dem zuvor freigelegten Grenzstrang zwei Titanklammern (aus Sicherheitsgründen) hintereinander aufgebracht, die durch Druck eine Signalweiterleitung verhindern und somit die Wirkung einer Durchtrennung erreichen. Der Vorteil des Klammerns ist, dass bei auftretenden Komplikationen eine Rück-OP möglich ist, bei der die Klammern wieder entfernt werden können. Eine Durchtrennung ist dagegen unumkehrbar. Wird die Klammer innerhalb von vier Wochen nach dem Eingriff wieder entfernt, kann sich der Nerv bis zu einem bestimmten Grad wieder regenerieren. Je schneller die Klammer entfernt wird, desto höher ist dieser Regenerationsgrad. Verbleibt die Klammer, stellt sich nach gewisser Zeit die Wirkung einer Durchtrennung ein.

Der Überbegriff für „ETS" und „ETSC" ist „ESB". Hier wurde ein Begriff etabliert,[68] der die Blockade der Nervenimpulse bei allen Methoden gemein hat. Bei der „ESB" handelt es sich um eine minimal invasive Operationstechnik, da es sich technisch gesehen um relativ „kleine" körperliche Eingriffe handelt.

Was genau passiert nun bei einer solchen OP?[69] Der Patient wird in Vollnarkose versetzt. Durch ungefähr einen Zentimeter lange Schnitte unterhalb bzw. in der Achsel werden dann die Trokare (Röhrenschleusen) eingeführt. Operationskamera und Instrumente können so in das Körperinnere an den Rippen vorbei eingeschoben werden. Danach wird Kohlendioxid in den Brustraum eingeleitet, um den Lungenflügel etwas zusammenzudrücken. Das ist notwendig, um ausreichend Sichtfeld und Bewegungsraum für den Operateur zu schaffen. Mit Hilfe der Instrumente wird dann der Grenzstrang freigelegt und an den entsprechenden Knoten geklammert. Dann wird das Kohlendioxid wieder abgesaugt, die Instrumente entfernt und die Wunden verschlossen, um den Vorgang auf der andere Körperhälfte zu wiederholen (da beiderseits der Wirbelsäule).
Alternativ gibt es in einigen Kliniken auch den Eingriff mit jeweils einer Körperhälfte pro Tag und/oder drei kleinen Zugängen.

Heutzutage sollte man im Falle der Erythrophobie aufgrund der gleichen Ergebnisse und der Reversibilität nur noch ein Klammern durchführen lassen. Lediglich in anatomischen Sonderfällen oder bei speziellen Gegebenheiten ist eine Durchtrennung gerechtfertigt. Bei der Gesichtsröte hat sich bewährt, beim Ganglion TH2 zu klammern. In Fällen einer Kombination von Erythrophobie und Hyperhidrose können Klammern auch bei TH2 und TH3 gesetzt werden.

Die Erfolgsquoten kann man schwer pauschal erörtern. Sie variieren von Arzt zu Arzt und die individuellen Gegebenheiten einer jeden OP sollten berücksichtigt werden. Die Rücksprache mit verschiedenen erfahrenen ESB-Chirurgen ergab folgende Näherungswerte. Die Erfolgsquote (korrekte Voruntersuchungen vorausgesetzt) beträgt ca. 90%. Diese Zahl setzt sich wie folgt zusammen: 75% erröten gar nicht mehr, 11% erröten nur noch in „Extremsituationen", 4% erröten seltener, so dass es von einigen von ihnen nicht mehr als störend wahrgenommen wird, und bei 10% stellt sich keine Besserung ein. Leider ist festzustellen, dass ca. 10% der erfolgreich Operierten nach einer gewissen Zeit wieder erröten. Dies geschieht durch eine Art Umleitung einzelner Signale oder Neubildung von Nervenfasern. Meist ist es lang nicht mehr so stark wie vorher, aber es gibt auch Betroffene, die wieder genau so stark erröten wie vor der OP. Diese Möglichkeit gilt es bei der Entscheidung für eine solche OP genauso einzukalkulieren wie etwaige Komplikationen und Nebenwirkungen.

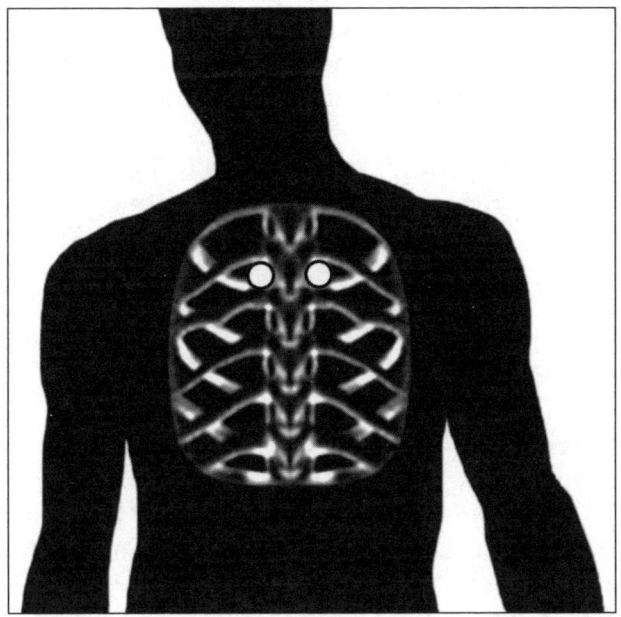

Bild 8: Schematische Darstellung der ESB-Punkte

Die Zahlen der Rückmeldungen im Forum zeigen ein etwas anderes Bild: 80% Erfolgsquote, wobei 60% gar nicht mehr und 20% seltener erröten. Leider liegt die Quote derer, die im Laufe der Zeit doch wieder erröten hier bei über 50%. Im Schnitt tritt dieses

Wiedererröten dann nach 4-6 Jahren auf, was aber auch variieren kann.

Warnend erwähnen möchte ich noch, dass einige Menschen diese OP aufgrund der Nebenwirkungen heute bereuen! Insbesondere das kompensatorische Schwitzen und der verlangsamte Temperaturausgleich können zu einem ähnlichen Leidendsdruck führen wie die vorangegangene Angst vorm Erröten.

Mögliche Komplikationen:

- verbliebene Luft oder Kohlendioxid im Brustraum nach der OP kann einen Absaugschlauch erforderlich machen
- „Horner Syndrom" (hängendes Augenlied, Engstellung der Pupille durch Schädigung der Nervenfasern im Bereich des „Ganglion stellatum")
- erfolgloser Eingriff, kein Arzt kann Erfolg garantieren!
- Verletzung anderer Organe oder Nerven
- Blutung, Infektion, Thrombose

Mögliche Nebenwirkungen:

kurz nach der OP

- Schmerzen im Brustbereich beim Einatmen (bis zu drei Wochen)
- Reizung der Knochenhaut durch die OP-Instrumente
- hörbares „Gluckern" verbliebenen Kohlendioxids (einige Tage)
- vorübergehende Lähmung der Oberarme durch Falschlagerung

allgemein

- gustatorisches Schwitzen (verstärkte Schweißneigung bei bestimmten Geschmacksstoffen)

- Rückentwicklung durch Impulsumleitungen oder Nervneubildungen
- trockenere Augen durch weniger Tränenflüssigkeit
- Verdauungsprobleme (Magendruck, Blähungen, Durchfall)
- kalte Hände oder Füße
- Libidorückgang
- starkes nächtliches Schwitzen
- erhöhtes Schlafbedürfnis
- Mattheitsgefühl
- erhöhte Temperaturempfindlichkeit (kalt und warm)
- Gefühl der Überhitzung im Sommer
- starker Abfall des Herzschlags (sehr selten)
- das Schwitzen wird schlimmer empfunden als das vorherige Erröten

Definitive Nebenwirkungen:

- kompensatorisches Schwitzen (Verlagerung der Schweißabsonderung hin zu Bauch, Rücken, Beinen)
- deutlich früheres und verlängertes Schwitzen
- Verlangsamung des Herz-Kreislauf-Rhythmus
- Thermoregulation des Körpers wird verändert
- trockenere Hände

Gegenindikationen (wann wird nicht operiert):

- „ungenügender" Leidensdruck
- keine konservativen Behandlungsmethoden vor der OP
- negativer Schwitzneigungstest
- Herz-Kreislauf- und Lungenbeschwerden
- zu niedriger Blutdruck
- Erkrankung des Brustfells
- unbehandelte Schilddrüsenüberfunktion
- bestimmte Allergien

Oft wird gefragt, wie denn diese Nebenwirkungen in der Praxis aussehen. Aus der Vielzahl der Berichte bereits operierter Männer und Frauen kann man es wie folgt beschreiben. Allgemein verschiebt sich das Schwitzen vom Kopf in Richtung Bauch, Rücken und Beine. Das bedeutet, dass bei körperlicher Anstrengung, wie z.b. Sport oder Sex ein vermehrtes Schwitzen in oben genannten Regionen auftritt. Häufig reicht bei Umgebungstemperaturen von mehr als 25°C bereits ein Treppensteigern, um die Schweißproduktion zu spüren. Was viele nicht bedenken: Das Schwitzen am Kopf dient der Thermoregulation. Der Schweiß verdunstet und der Körper kühlt ab. Jetzt wird der Schweiß aber nicht mehr über die Stirn, sondern an Bauch, Rücken und Beinen abgesondert. Diese sind aber meist bekleidet und haben keinen direkten Kontakt zur umgebenden Luft. Der Verdunstungseffekt ist so sehr viel geringer und der Körper versucht, durch noch mehr Schweiß der steigenden Temperatur Herr zu werden. Somit schwitzt man noch mehr. Im Alltag kann es z.B. so aussehen, dass man in der Sauna sehr wenig am Kopf schwitzt, dafür sehr viel mehr über Bauch und Rücken, beim Motorradfahren im Sommer in einer Lederkombi kann es schweißnass werden, beim Joggen hat man sehr schnell ein durchgeschwitztes Shirt, beim Sex kann der Schweiß regelrecht herunterrinnen etc. Selbst beim Essen kann man stärker schwitzen. Allein durch Stoffwechselvorgänge produziert unser Körper bereits in Ruheposition so viel Wärme, dass er sich pro Stunde um ca. ein Grad aufwärmen würde – wäre da nicht die Haut als „Klimaanlage". Durch den erschwerten Wärmeabtransport schwitzt man verstärkt und bei bestimmten scharfen Speisen kann das so genannte gustatorische Schwitzen hinzukommen, also kleine Schweißperlen an Stirn oder Oberlippe. Bei einer hitzigen Diskussion oder peinlichen Erlebnissen verlagert sich das ehemalige Erröten auch oft in Richtung Schwitzen. Hat der Körper also richtig Stress, wird man vermehrt schwitzen.

Seit 2009 gibt es eine abgewandelte OP-Methode, bei welcher nur die Nervennebenstränge blockiert werden. Hierbei wird die Rötungsneigung eher reduziert mit gleichzeitig weniger starken Nebenwirkungen.

Für welche Methode man sich entscheidet und ob eine OP überhaupt in Frage kommt, hängt von der individuellen Situation ab und sollte unter Abwägung aller Vor- und Nachteile mit dem operierenden Arzt hinreichend besprochen werden.

Nicht jeder, der errötet, ist für eine ESB überhaupt geeignet. Die ESB kann nur das psychisch bedingte Erröten positiv beeinflussen. Das physisch bedingte Erröten, welches beispielsweise beim Sport oder Sex auftritt, wird sich dadurch nicht ändern. Als Faustregel kann man sagen, dass die ESB die besten Erfolge beim „blushing", also beim psychisch bedingten, schnellen Erröten hat und hierbei bei denjenigen, deren Röte sich über das ganze Gesicht zieht. Bei Betroffenen mit zwar schnellem Erröten, was aber fleckig auftritt (geographisches Erröten, hektische Flecken), sind die Erfolge deutlich geringer. Warum das so ist, ist wissenschaftlich noch nicht ganz geklärt. Betroffene, die unter dem „flushing", also eher langsamem Erröten leiden, sind weniger für die ESB geeignet. Auch hier gibt es Ausnahmen und Mischformen, bei welchen die ESB in Frage kommen würde, aber das gilt es mit dem Chirurgen abzuklären. Beim dauerhaft geröteten Gesicht kommt die ESB nicht in Frage.

Einer der wichtigsten Faktoren ist der operierende Arzt. Es gibt mehr und mehr Mediziner, die von sich behaupten, Experten auf diesem Gebiet zu sein. Hier sollte man auf jeden Fall vorsichtig sein, denn in Deutschland und ganz Europa gibt es nur sehr wenige erfahrene Ärzte. Die bekanntesten und erfahrensten sind auf der Homepage www.erythrophobie.de aufgeführt. Dort gibt es neben weiterführenden Informationen zur ESB auch Bilder und ein Video, auf welchem eine Operation gezeigt wird.[70] Im Forum kann man sich dann auch mit interessierten oder bereits operierten Personen austauschen. Erwähnen möchte ich des Weiteren, dass es inzwischen einen Schwitzneigungstest gibt. Durch bestimmte Analysen lässt sich hier bis zu einem gewissen Grad vorhersagen, wie sich das Schwitzen nach einer OP verändern würde. Für diejenigen, die sich für eine ESB entscheiden, sollte dieser Test eine Pflichtuntersuchung sein.

Mit einer erfolgreichen OP allein ist es aber noch nicht getan. Zwar wird man im Optimalfall nicht mehr rot, weist aber in bestimmten Situationen immer noch das ängstlich vermeidende Verhalten auf. Nun heißt es, genau jene Orte und Situationen gezielt aufzusuchen, in welchen man sonst errötete. Das Wissen um die Tatsache, dass man nicht mehr errötet, hilft natürlich ungemein, dennoch muss die eigentliche Angst noch abgebaut werden. Die meisten Betroffenen machen dies im Alleingang und mit zusehender Freude, aber auch hier sollte man die Option wahrnehmen, einen erfahrenen Therapeuten hinzuzuziehen.

Noch einmal der Hinweis: Die ESB darf nur die letztmögliche Behandlungsmethode sein! Man darf nie vergessen, dass es sich um einen Eingriff ins Nervensystem handelt und nicht mit einer Lappalie zu vergleichen ist.

Kapitel 12: Blitzlampen-Behandlung

Einen ganz anderen Lösungsansatz bietet die Behandlung mit Blitzlampen- oder Laserverfahren. Hierbei wird versucht, gezielt auf die Blutgefäße im Gesicht einzuwirken, um dort die Röte zu verringern oder nahezu ganz verschwinden zu lassen. Welche Methoden angewandt werden und für welchen Rötungstyp diese geeignet ist, zeigt sich im Folgenden.

Laserverfahren sind heute aus der modernen Medizin nicht mehr wegzudenken. So vielfältig die Geräte, so vielfältig auch die Anwendungsgebiete. Im Bereich der Haut sind vor allem Speziallaser, wie der KTP-Laser, der Nd:YAG-Laser und der Farbstofflaser zu nennen, die ich aufgrund der sehr speziellen Thematik nur namhaft aufführen möchte. Bei den Laserverfahren durchdringt ein Lichtimpuls die obere Hautschicht. Dieser Impuls wird in den Blutgefäßen vom roten Blutfarbstoff Hämoglobin absorbiert. Die Gefäße erwärmen sich kurzzeitig, ziehen sich wieder zusammen und „verkleben" dauerhaft.
Der KTP-Laser wird vor allem bei einzeln sichtbaren aber dünnen Gefäßen, wie bei der Couperose und bei Pigmentflecken eingesetzt. Bei dickeren Blutgefäßen verwendet man eher den Nd:YAG-Laser. Der Farbstofflaser wird heute im Gesicht aufgrund der möglichen Nebenwirkungen (weiße Stellen) nicht mehr verwendet.

Bei den Blitzlampen-Verfahren ist vor allem die IPL-Therapie zu nennen. IPL bedeutet „intense pulsed light", also intensiv gepulste Lichttechnologie. Diese Technik beruht auf einer hochenergetischen Blitzlampe, deren Lichtenergie computergesteuert ist. Die guten Einsatzmöglichkeiten beruhen auf der Möglichkeit der Anpassung von Energie, Pulslänge, Pulsintervallen und Lichtfilterung an die jeweilige Gegebenheit. Beim IPL-Verfahren kommen breitere Geräteköpfe zum Einsatz, so dass größere Flächen schneller bearbeitet werden können.
Anwendungsgebiete sind Rosazea, lang anhaltende und dauerhafte Gesichtsröte. Bei diesen können durchaus gute Ergebnisse erzielt werden.

Bei der eigentlichen Behandlung wird zuerst ein kühlendes Gel aufgetragen und der Betroffene setzt wegen des hellen Lichtes eine Schutzbrille auf. Danach wird die glatte Glasoberfläche des Blitzgerätkopfes auf die Haut aufgelegt und die Behandlung beginnt. Das „Blitzen" selbst dauert je nach Person einige Minuten. Ideal ist ein Besuch am Freitag, so kann man sich am Wochenende in Ruhe erholen.

Was genau passiert bei einer solchen IPL-Therapie? Die Lichtblitze durchdringen die Haut und werden vom Blutfarbstoff Hämoglobin in den betroffenen Blutgefäßen absorbiert. Das Blut setzt die Lichtenergie in Wärmeenergie um und gibt diese an die Gefäßwand weiter. Im Idealfall wird die Gefäßwand derart geschädigt, dass sie ineinander „verquillt", sich also verschließt, aber nach außen intakt bleibt. Somit wird der Hohlraum eingeengt, bis kein Blut mehr fließen kann. Es bildet sich ein vernarbter Strang, der nach und nach vollständig abgebaut wird.

Die Tatsache, dass in der Haut verschieden tiefe und dicke Gefäße verlaufen, führt dazu, dass nicht alle gleich gut erreicht werden können. Hierbei kommen dann die verschiedenen Regulierungs-möglichkeiten dieser Methode zum Tragen. Wie oft diese Behandlung durchgeführt werden muss, hängt von den individuellen Haut- und Gefäßfaktoren ab. Je heller die Haut, desto besser sind erfahrungs-gemäß die Erfolgschancen. Gemeinhin geht man von zwei bis sechs Sitzungen aus mit jeweils vierwöchiger Pause zwischen den Be-handlungen. Diese Pausen sind wichtig für die Regeneration der betroffenen Hautpartien.

Als Nebenwirkungen sind vorrangig Hautrötungen und -schwellungen zu nennen, die bis zu 48 Stunden nach dem „Blitzen" anhalten können. Möglich ist auch das zeitweise Nachdunkeln der betroffenen Partien oder das Eintreten kleiner Blutergüsse. Bei fehlerhafter Behandlung können sogar Blasen oder Narben entstehen, was aber unter erfahrener Handhabung nahezu auszuschließen ist.

Zusammengefasst kann man sagen, dass Betroffene mit sichtbaren dünnen Blutgefäßen mit dem KTP-Laser und bei dickeren Blutgefäßen mit dem Nd:YAG-Laser behandelt werden können. Bei

Menschen mit einer großflächigeren Rötung kommt sowohl bei lang anhaltender als auch bei der dauerhaften Rötung die IPL-Technologie zur Anwendung. Zu beachten bei der Vorbereitung auf eine derartige Behandlung ist folgendes:

- ausreichend informieren und nichts überstürzen
- vier Wochen vor und nach der Behandlung direkte Sonne meiden bzw. Sonnencreme verwenden
- möglichst im Herbst/Winter durchführen lassen (aufgrund der schwächeren Sonneneinwirkung)
- nicht bei einer Schwangerschaft durchführen lassen
- vier Wochen vor und nach der Behandlung kein Solarium
- ausreichende Diagnose und Aufklärung über Risiken und Nebenwirkungen durch den ausführenden Arzt
- auf „Probebehandlung" bestehen, nicht gleich alle Hautbereiche „blitzen" lassen
- für sehr dunkle Hauttypen eignet es sich nicht

Wichtig ist, sich bei mehreren Hautärzten intensiv beraten zu lassen. Die Klassifizierungen und Neuerungen auf den Gebieten Laser und Blitzlampen sind für den Laien schwer nachzuvollziehen. Die hier niedergeschriebenen Informationen sind auf dem Stand von 2006 und bei der schnelllebigen Technologieentwicklung kann man davon ausgehen, dass die Zukunft schon bald eine Vielzahl von besseren und nebenwirkungsärmeren Geräten hervorbringen wird. Oft wird gefragt, wie man einen erfahrenen Arzt erkennt. Auskunft darüber erhält man u.a. bei der Deutschen Dermatologischen Lasergesellschaft (DDL).

Fazit: Für einige Menschen ist die Behandlung mit Laser oder Blitzlampen eine gute Alternative. Nicht in jedem Fall ist eine Behandlung überhaupt möglich. Beim schnellen Erröten beispielsweise werden nahezu keine Verbesserungen erzielt. Lediglich beim lang anhaltenden Erröten und beim dauerhaften geröteten Gesicht und einer entsprechenden Hautbeschaffenheit ist eine Besserung des Hautbildes möglich. Gänzlich verschwinden wird die Röte aber nur in den seltensten Fällen.

Kapitel 13: Botulinumtoxin

Einen ganz neuen Ansatz gibt es bei der Behandlung von körperlich bedingtem Errötens (flushing). Ärzte haben es nach eigenen Angaben erstmals geschafft, durch Injektionen von Botulinumtoxin (gemeinhin bekannt unter einem der Handelsnamen „Botox") bei betroffenen Frauen das Erröten an Hals und Oberkörper deutlich zu reduzieren bzw. gar zu vehindern.[71] Es wird vermutet, dass durch die neurotoxischen Proteine die Impulsweiterleitung zwischen den Nervenzellen gestört wird.

Die Forschung auf diesem Gebiet befindet sich noch im Anfangsstadium. Aktuell werden weitere Untersuchungen durchgeführt und so bleibt abzuwarten, ob sich die ersten positiven Eindrücke bestätigen werden und vielleicht sogar auf weitere Körperbereiche ausdehnen lassen oder eben nicht.

Kapitel 14: Mögliche Vorgehensweisen

Es ist schwer, allgemeine Empfehlungen auszusprechen, denn die Ursachen, Rötungsformen und der Charakter eines jeden sind zu unterschiedlich. Im Laufe der Jahre der Beschäftigung mit dem Thema „Erythrophobie" und den vielen Rückmeldungen (ehemals) Betroffener haben sich aber bestimmte Wege als besonders geeignet oder aber auch nicht empfehlenswert herausgestellt.

„blushing"

Bei diesem oft schnellen Erröten hat es sich, wenn es nur ab und zu auftritt, als bereits ausreichend gezeigt, wenn man kleine Tricks und Kniffe anwendet. Ist man im Großen und Ganzen mit sich im Reinen, reicht es oft schon, wenn man sich schminkt, die Haut kühlt o.ä. Sobald man aber merkt, dass man ohne diese kleinen Tricks nicht mehr aus dem Haus geht oder ständig daran denkt, man könne ja in dieser oder jener Situation erröten, kann man schon nicht mehr von einer „leichten Form" reden.

Dann beginnt man optimalerweise damit, sich mit einem guten Freund oder dem Partner über das Thema zu unterhalten. Dieser erste Austausch ist sehr wichtig. Für viele wird es das erste Mal sein, dass sie überhaupt darüber reden. Danach sollte man beginnen, sich mit den Möglichkeiten zum Aufbau von mehr Selbstvertrauen zu befassen und dies evtl. gleich mit einer Entspannungstechnik zu kombinieren, die einem zusagt. Hierbei haben sich Atemtechniken und progressive Muskelentspannung bewährt. Sollte jemand homöopathischen Mitteln zugeneigt sein, können diese ebenfalls mit einbezogen werden, wobei sich der Besuch eines Homöopathen empfiehlt.

Für einige Betroffene sind die bisher beschriebenen Methoden bereits ausreichend. Parallel dazu kontaktieren viele über das Forum von www.erythrophobie.de ebenfalls Betroffene aus ihrer Umgebung. Man verabredet sich zu Treffen und tauscht sich aus. Die Erkenntnis, dass auch andere davon betroffen sind, dies auch „ganz normale" und nette Leute sind, denen man die Röte kaum ansieht, und der Austausch über die ähnlichen Probleme und Stresssituationen helfen fast allen enorm.

Dennoch, bei einigen sitzt die über Jahre aufgebaute Angst so tief, dass ihnen Entspannungstechniken und der einfache Austausch mit Betroffenen auf Dauer nicht ausreichen. Hier kann der regelmäßige Besuch einer Selbsthilfegruppe von Vorteil sein. Gemeinsam arbeitet man an Strategien und Lösungsmöglichkeiten z.B. in Form von Rollenspielen oder intensiven Gesprächen, die durchaus eine therapieähnliche Form annehmen können.

Des Weiteren kann man begleitend zu eben genannten Maßnahmen eine Therapie beginnen. Hier empfiehlt sich die kognitive Verhaltenstherapie oder die fachlich begleitete Einnahme von Medikamenten über einen gewissen Zeitraum. Als besonders erfolgversprechend hat sich die Kombination von kognitiver Verhaltenstherapie und Serotonin-Wiederaufnahme-Hemmer herausgestellt (Stand 2006). Die Wahl des Medikaments sollte mit dem Therapeuten zusammen entschieden werden. Mit Geduld, einem guten Therapeuten und dem Willen zur Veränderung der eigenen Sichtweise und des eigenen Verhaltens ist es zu schaffen. Der Großteil der Betroffenen ist nach einigen Monaten, nach langer Leidenszeit in einigen Fällen aber auch erst nach zwei Jahren frei von der steten Beschäftigung mit dem Thema Erröten und der ständigen Angst davor. Es ist zu schaffen, viele andere haben das bewiesen.

Sollten dennoch all diese Versuche nicht den gewünschten Erfolg zeigen, sie aber korrekt und über einen ausreichend langen Zeitraum fachlich begleitet praktiziert worden sind, gibt es im Fall des schnellen Errötens noch eine Möglichkeit. Diese darf aber wirklich nur als letzte Möglichkeit gesehen werden nach Ausschöpfung aller konservativen Behandlungsmethoden. Diese Methode ist die Operation ESB. Da es sich hierbei aber um den Eingriff ins Nervensystem handelt, sollte genau abgewogen werden, ob man sich dazu entschließt. Ein Erfolg kann nicht garantiert werden und die Nebenwirkungen trägt man für den Rest seines Lebens mit sich. Aus diesem Grund sollte man sehr genau prüfen, ob diese Entscheidung für die persönliche Situation die richtige ist. Auf keinen Fall darf man die Entscheidung überstürzen und sollte sich nur in die Hände eines ESB-erfahrenen Chirurgen begeben.

„flushing"

Beim „flushing", also eher langsam entstehender Röte, die lange anhält, reicht es bei Personen, die nur selten erröten, beispielsweise ein Make-up zu benutzen oder das Bindegewebe mit Pflegemitteln zu stärken. Aber auch hier gilt: sobald man merkt, dass man ständig an die Röte denkt und möglicherweise seinen Tagesablauf danach richtet, reichen kleine Tricks nicht mehr aus. Ganz im Gegenteil, sie verschlimmern das Ganze dann noch.

Auch beim lang anhaltenden Erröten sollte man sich zuerst einem guten Freund oder dem Partner öffnen. Dieser erste Austausch ist sehr wichtig und für viele wird es das erste Mal sein, dass sie überhaupt darüber reden. Danach sollte man beginnen, sich mit den Möglichkeiten zum Aufbau von mehr Selbstvertrauen zu befassen und dies gleich mit einer Entspannungstechnik zu kombinieren, wie Atemtechniken oder progressiver Muskelentspannung.

Homöopathische Mittel können ebenfalls mit einbezogen werden, wobei sich dann der Besuch eines Homöopathen empfiehlt. Parallel dazu kontaktieren viele über das Forum von www.erythrophobie.de ebenfalls Betroffene aus ihrer Umgebung. Man verabredet sich zu Treffen und tauscht sich aus. Die Erkenntnis, dass auch andere davon betroffen sind, dies auch „ganz normale" Leute sind, und der Austausch über die ähnlichen Probleme helfen fast allen enorm. Darüber hinaus kann man auch eine Selbsthilfegruppe besuchen oder vielleicht sogar gründen?

Bei einigen wenigen Betroffenen, die speziell unter dem lang anhaltenden Erröten gelitten haben, zeigte sich, dass sie einen Mineralstoffmangel hatten. Dieser allein ist nicht Auslöser für die Röte, kann diese aber verstärken oder häufiger auslösen. Eine weitere Möglichkeit ist also, sich dementsprechend untersuchen zu lassen, beispielsweise mit einer Haar-Mineralstoffanalyse und dann bei Bedarf die Mängel auszugleichen. Weist man nach einer solchen

Untersuchung keinen Mangel auf, wird sich eine Zufuhr von Mineralien jedoch nicht auf die Röte auswirken.

Begleitend zu eben genannten Maßnahmen hat man die Möglichkeit zu einer Therapie. Auch hier empfiehlt sich die kognitive Verhaltenstherapie. Beim „flushing" sollte man im Gegensatz zum „blushing" eher mit Entspannungstechniken denn mit Medikamenten kombinieren. Möglich ist es natürlich auch, aber da beim langsamen Erröten primär die innere Anspannung der Auslöser ist, gilt es, dieser entgegenzuwirken. Medikamente, wie Serotonin-Wiederaufnahme-Hemmer sind dann als zusätzliche Alternative zu betrachten.

Auch hier gibt es noch eine Art „letzte Möglichkeit", die sich jedoch nicht für jeden Typ eignet. Diese Möglichkeit ist die Blitzlampen-Therapie (siehe Kapitel 12). Eine intensive medizinische Voruntersuchung ist unabdingbar und es gilt ebenso wie bei der ESB beim „blushing", sich ausführlich mit der Thematik auseinander zu setzen und sich nur in die Obhut eines erfahrenen Arztes zu begeben, wenn man sich dazu entschieden hat.

Da die Erfolgschancen einer ESB beim lang anhaltenden Erröten deutlich geringer sind, sollte man in diesem Fall davon absehen. In einigen Fällen wurde zwar auch hierbei eine Besserung erreicht, tendenziell sollte man aber davon absehen.

Einige Menschen haben ein Problem damit, dass sie beim Sport oder Sex erröten. Hier kann ich nur sagen, dass man möglichst lernen sollte, diese Form des Errötens zu akzeptieren. Es handelt sich hierbei eben auch um eine natürliche Temperaturregulationsfunktion des Körpers, welche bei sehr vielen Menschen sichtbar ist. Dieses rein physische Erröten kann man mit gewebestärkenden Pflegeprodukten etwas lindern, aber es wird immer sichtbar sein. Akzeptanz ist hierfür die beste Lösung.

„permanent redness"

Bei einer ständigen Röte gelten ähnliche mögliche Vorgehensweisen wie die bisher aufgeführten. Beginnen sollte man mit Gesprächen, um die inneren Barrieren und Hemmungen langsam abzubauen. Parallel dazu empfiehlt sich der Besuch eines Hautarztes, um herauszufinden, wo genau die Ursachen liegen. Speziell bei Problemen wie Couperose oder Rosazea (siehe „Verwandtes") kann nur eine genaue Diagnose helfen, das Hautbild langfristig zu bessern. Darauf basierend wird dann auch der Lösungsvorschlag erarbeitet.

Bei einer gleichmäßigen Grundröte können diverse Pflegeprodukte helfen, die Röte zu reduzieren. Auch der Einsatz von Blitzlampen-Techniken bietet sich an. Damit wurden bei einer permanenten Röte nach einigen Behandlungen gute Ergebnisse erzielt. Wichtig ist und bleibt die richtige Diagnose der Gesichtsröte.

Um die Röte zu akzeptieren und dadurch möglicherweise etwas zu lindern, kommen in diesem Fall auch Gesprächs- und Verhaltens-therapie in Frage. Uneingeschränkt empfehlen kann man beides bei der Begleitung einer der gesichtsbehandelnden Maßnahmen, wie z.B. der Blitzlampen-Therapie. So werden parallel physische und psychische Leiden verringert.

Abschließend möchte ich wiederholend darauf hinweisen, dass es die eine Lösung für alle nicht gibt, wohl aber eine individuelle Lösung für jeden. Tendenziell haben sich zuvor genannte Varianten als gute Lösungen erwiesen. Versucht also herauszufinden, welche Form es in eurem Falle ist, informiert euch weiter, tauscht euch aus und entscheidet, welche Wege für euch in Frage kommen. Ihr habt es in der Hand.

Kapitel 15: Wundermittel, Mythen und Fehler

Wundermittel

Wo auch immer Menschen Probleme haben und man irgendwie die Chance zum Geldverdienen wittert, gibt es eine Gruppe, die „DAS" Mittel entwickelt hat, um eben dieses Problem schnell und vollständig aus der Welt zu schaffen. Vor allem aus dem Land der unbegrenzten Möglichkeiten, den USA, schwappen immer mal wieder einige so genannte „Wunderpillen" zu uns herüber. Im Zeitalter des Internets wird das weiter zunehmen. Aber auch vollkommen überteuerte Selbsthypnosemethoden sind auf dem Markt, die dann noch in verschiedenen Stufen nachgekauft werden sollen. Dabei wird immer damit geworben, dass es binnen kurzer Zeit bei jedem zu 100% wirkt. Man rechnet mit Verzweiflungskäufen und spielt mit den Ängsten und Sorgen von Menschen. Aber jeder Mensch ist ein Individuum und deshalb kann kein Mittel bei all den verschiedenen Personen und Ursachen identische Erfolge erzielen.

Ich weiß, wie verlockend es klingt, sofort und für immer von seinem Problem befreit zu sein. Denkt aber bitte immer dran: Ein Patentrezept gibt es nicht. Sobald jemand von DER Methode spricht, sollte man misstrauisch werden und möglichst anderweitige Hilfe suchen. Für jeden Patienten gibt es eine Lösung, aber eben keine Pauschallösung für die Massenabfertigung. Jeder muss seinen persönlichen Weg finden. Vielleicht mit Hilfe eines Experten, aber auch dieser kann nur unterstützen. Ich warne hiermit eindringlich davor, allzu leichtgläubig auf falsche Versprechungen hereinzufallen oder darauf zu hoffen, jemand anderes löse euer Problem. Angehen müsst ihr es selbst.

Mythen

Manchen Außenstehenden fallen beim Stichwort „Erröten" schnell diverse Aussagen ein. Hiermit möchte ich einmal die bekanntesten auflisten:

„Jeder wird doch mal rot!"

Lange nicht jeder Mensch wird sichtbar rot. Bei einigen Menschen spiegelt sich Stress darin wieder, dass sie vermehrt schwitzen, zittern oder bspw. stottern. Weder die Hautbeschaffenheit noch die Signalweiterleitung im Nervensystem ist bei jedem gleich. So kommt es, dass manche erröten und manche nicht.

„Das geht schon von allein wieder weg."

Diese Aussage stimmt sogar in vielen Fällen. Im Alter nehmen reale Ängste, wie z.B. um die Gesundheit oder die Rente zu und fiktive Ängste nehmen ab. Phobien werden also seltener. Dennoch gibt es immer noch eine Vielzahl von Menschen, die auch im hohen Alter noch schamhaft erröten. Ein einfaches Abwarten kann sich auch bei der Studien- und Berufswahl negativ auswirken. Fakt ist: je eher man etwas unternimmt, desto besser sind die Chancen einer schnellen Besserung.
Leider verfallen auch einige Therapeuten dieser Annahme. Hier sollte man schnell handeln und den Therapeuten wechseln. Wer kein Verständnis für diese Phobie hat, kann einem Erythrophobiker auch nicht wirklich helfen.

„Wer rot wird, lügt oder hat was zu verbergen."

Nun, ich denke, dass sich diese Aussage mit diesem Buch erübrigt hat. Vieles lässt uns erröten und bei einer Lüge kann das ebenso eintreten, aber genauso können Menschen erröten, wenn sie denken „Wenn ich jetzt erröte, denkt der andere, ich habe etwas zu verbergen". Viele Menschen wurden bis heute eines „Vergehens" beschuldigt, dessen sie keine Schuld trifft. Die weitverbreitete Meinung aber, dass Rotwerden gleichbedeutend mit „ertappt" ist, ließ andere Menschen diese Fehlurteile fällen.

„Dunkelhäutige Menschen erröten nicht."

Auch das stimmt pauschal auf die dunkle Haut bezogen nicht. Nur sieht man es bei diesen Menschen umso schlechter, je dunkler die Hautfarbe wird. Wer aber einen solchen Freund hat und ihn gut kennt, kann auch ein Erröten feststellen. Schon Charles Darwin stellte fest: „Alle Rassen erröten".[72]

Fehler

Um der Röte Herr zu werden, probieren die Betroffenen die unterschiedlichsten Dinge aus. Teilweise erzielen sie damit sogar kurzfristig gute Ergebnisse, welche sich aber langfristig negativ auswirken können. Nachfolgend möchte ich die häufigsten Behandlungs- und Denkfehler auflisten.

Solarium

Im ersten Moment klingt es logisch, dass jemand ins Solarium geht, um eine dunklere Haut zu bekommen, damit man die Röte im Gesicht nicht mehr so stark sieht. Eine „gesunde" Röte ist aber auch bei solariumgebräunten Menschen sichtbar. Man müsste sich theoretisch sehr oft auf die Sonnenbank begeben, um dementsprechend braun zu werden. Das ist aber mehr als schädlich, denn die Gefahr von Rötungen oder gar Hautkrebs steigt rapide. Nach internationaler Empfehlung sollten Menschen mit heller und empfindlicher Haut, und das trifft auf den Großteil der Erythrophobiker zu, kein Solarium benutzen.[73] Darüber hinaus wirken UV-Strahlen gefäßweitend, die Röte ist also langfristig stärker sichtbar.

Eisspray

Einige Betroffene fingen an, sich Eisspray direkt ins Gesicht zu sprühen, um einen kühlenden Effekt zu erzielen. Eis- oder Kühlspray wird hauptsächlich bei Sportverletzungen o.ä. eingesetzt, ist also nicht für den Einsatz im Gesicht entwickelt worden. Bei dessen Verwendung

auf der empfindlicheren Gesichtshaut kann der Inhaltsstoff Menthol die Haut reizen und wiederum zu Rötungen führen.
Wenn man seine Haut etwas kühlen möchte, ist eher ein Thermalwasser in Sprühform (siehe Kapitel 5) zu empfehlen. Dieses hat sogar noch einen beruhigenden Effekt auf die Haut.

Rauchen

Noch heute glauben einige Betroffene, dass sie mit dem Rauchen einen positiven Effekt erzielen. Es würde sie beruhigen und „sei ja auch nicht so schlimm". Leider ist das Gegenteil der Fall. Rauchen schädigt, vom Krebsrisiko mal ganz abgesehen, die Haut. Es reicht bereits aus, dass nikotinhaltige Luft über die Haut streicht. Passiert das wiederholt, führt das zu einem Auseinandergleiten der Bindegewebs-fasern. Dies lässt Raucher dann noch roter aussehen und führt darüber hinaus zu Falten und einer schnelleren optischen Alterung. Ich kann hier nur empfehlen, schnellstmöglich mit dem Rauchen aufzuhören. Zusätzlich zu den Gesundheitsschädigungen und dem finanziellen Aspekt schadet ihr eurer Haut. Mit dem Rauchen aufzuhören, ist ein guter erster Schritt in Richtung Besserung.

Rückzug

Der häufigste Fehler ist der Rückzug aus dem alltäglichen Leben. „Wenn mir niemand begegnet, der mich verletzen kann, dann geht es mir besser. Ich komme allein klar", so Betroffene. Das führt langfristig in eine Sackgasse bis hin zu vollkommener Isolation. Ein Zurückziehen in die eigenen vier Wände mag anfangs ein gutes sicheres Gefühl vermitteln. Aber auf lange Sicht verlernt man den sozialen Umgang noch mehr und gefährdet Freundschaften, wenn niemand weiß, warum man so reagiert.
So schwer es fällt, es ist wichtig, „dort hinaus" zu gehen! Es ist wichtig, mit Freunden darüber zu reden. Es ist wichtig, am sozialen Leben teilzuhaben. Lasst nicht der Phobie die Oberhand, werdet aktiv, jetzt!

Kapitel 16: Tipps für Partner, Freunde und Eltern

Viele Partner, Freunde oder auch Eltern sehen sich in einer Situation, in der ein lieber Mensch errötet, eher hilflos, wenn sie merken, dass es dieser Person Unbehagen bereitet. Das liegt zum einen daran, dass sie nicht wissen, was sie tun können und oft wird eine angebotene Hilfe aus Angst oder falscher Scham abgelehnt. Doch jeder kann etwas tun! Zuerst sollte man sich bewusst machen, was Erythrophobiker für Menschen sind und welche Gedanken in ihnen vorgehen (siehe Kapitel 4). Denk- und Verhaltensweisen sind oft typisch und können erklärt werden.
Folgende Hilfestellungen können für den einen oder anderen hilfreich sein, um Betroffenen zu helfen.

Tipps für Partner und Freunde

Sollte euch auffallen, dass euer Partner oder ein guter Freund ein Problem mit dem Erröten hat, indem er sich komisch verhält, wenn er errötet, manchmal vom Thema ablenkt, spontan den Raum verlässt oder gar aggressiv wird, versucht mit ihm unter vier Augen in vertrauter Atmosphäre darüber zu reden. Bewährt hat sich ein kühlerer Raum mit gedämpftem Licht. Niemals vor anderen darauf ansprechen! Wichtig ist, nicht zu drängen, sondern Hilfe anzubieten und dann eher darauf zu warten, dass der andere den nächsten Schritt macht. Oft ist es so, dass erst einmal nicht viel passiert, dann die Last des teils jahrelangen Leidens mit einem mal regelrecht heraussprudelt. Nehmt ernst, was euch erzählt wird. Lasst erst einmal erzählen und vielleicht sprecht ihr dann auch über eigene Ängste und Sorgen. Das sorgt für Vertrauen. Das „darüber reden" ist ein wichtiger Baustein auf dem Weg zur Besserung und die meisten sind unendlich dankbar, diese Last einmal abzuladen. Bitte redet nicht mit Dritten darüber. Das wird oft als Vertrauensmissbrauch gewertet.
Darüber hinaus könnt ihr der betroffenen Person auch dieses Buch und die Homepage empfehlen. Mit Hilfe des Buches kann sie eigene Lösungsstrategien entwickeln und auf der Homepage kann sie sich mit anderen Betroffenen austauschen oder gar treffen. Motiviert zu mehr

Aktivitäten und bietet eure Unterstützung an. Einige Betroffene fühlen sich unter fachmännischer Betreuung gut aufgehoben. Helft ihnen, einen Therapieplatz zu finden. Andere möchten andere Methoden testen und benötigen jemanden, der ihnen hilft und wiederum anderen genügt es zu wissen, dass sie nicht allein auf der Welt sind mit ihrem Problem.

Wenn jemand in eurer Gegenwart rot wird, ist Taktgefühl gefragt. Niemals sollte man sagen „Hey, du wirst ja rot!" oder ähnliches. Das erhöht nur die Scham und derjenige wird noch roter und unsicherer. Redet, wenn jemand errötet, ganz normal weiter, seht nicht, wie gebannt, auf die leicht geröteten Wangen, sondern in die Augen und tut, als würde nichts geschehen. Eigentlich geschieht ja auch nichts, nur beobachten Betroffene sich und das Verhalten anderer jetzt ganz genau und interpretieren möglicherweise bestimmte Reaktionen falsch. Solltet ihr euch in einer Gemeinschaft befinden und jemand anderes macht sich über die Röte lustig, rügt denjenigen dafür. Das formuliert man optimalerweise allgemein, so dass man beispielsweise sagt „Das kann doch jedem mal passieren!" und nicht auf die errötende Person bezogen. Sollte sie selbst gut reagieren, bestätigt sie in ihrer Aussage.

Das Ganze soll auch nicht verkompliziert werden. Nicht jeder, der errötet, hat auch ein Problem damit. Wenn man jedoch darum weiß, sollte man seine Hilfe anbieten. Wichtig ist, mit errötenden Menschen auch nicht „betont schonend", sondern ganz normal umzugehen, denn das sind sie: ganz normale Menschen. Seht das Erröten als Charaktermerkmal, was ab und zu sichtbar wird.

Tipps für Eltern

Auch für Eltern gilt, möglichst das Gespräch zu suchen, wenn sie merken, dass das Erröten ihrem Kind Unbehagen bereitet. Dies sollte unter vier Augen in vertrauter Atmosphäre stattfinden. Bitte sprecht die Kinder nicht vor anderen darauf an oder macht gar einen Spaß daraus. Sollten andere Verwandte dies tun, sollten sie auf ihr Verhalten aufmerksam gemacht werden mit der Bitte, es zukünftig zu unterlassen.

Bei einem Gespräch ist es wichtig, Hilfe anzubieten, ohne aufdringlich zu sein. Erleichternd wirkt oft das Schildern eigener (früherer) Ängste. Nehmt die Aussagen eurer Kinder ernst und seid selbst ehrlich. Nichts ist für sie schlimmer, als das Gefühl zu haben, sowieso nicht ernst genommen zu werden.

Darüber hinaus kann man beim eigenen Verhalten beginnen. Bei vielen Erythrophobikern ist es so, dass das Elternhaus entweder sehr behütend ist und viel abzuschirmen versucht oder aber hohe Ansprüche z.B. an die Leistungen der Kinder stellt. Überprüft, wie es bei euch ist. Habt ihr viel Umgang mit Freunden und Fremden oder habt ihr selten Besuch? Ist euch die Meinung anderer wichtiger als die eigene Ansicht? Falls ja, könnt ihr hier durch Arbeit an euch selbst mit dazu beitragen, dass das Kind dadurch auch mehr Selbstbewusstsein aufbaut. Auch die Stärkung der eigenen Meinung des Kindes ist förderlich für eine positive Entwicklung, ebenso ein Bestätigt-werden bei eigenen Wegen. Welche Hobbies und Interessen hat das Kind? Diese gilt es zu fördern und anzuregen, denn die damit gesammelten Erfolge führen ebenfalls zu mehr Selbstvertrauen.

Wichtig ist, normal zu reagieren, wenn das Erröten auftritt. Das bedeutet, eben nicht plötzlich die Unterhaltung abwenden oder intensiv auf die rot schimmernden Wangen zu schauen, sondern ganz normal weiterzusprechen, als würde sich gar nichts ändern. Auch Äußerungen, wie „Wer rot wird, lügt" sollte man tunlichst vermeiden, um nicht noch zusätzlichen Druck aufzubauen.

Wenn man vom Kind darauf angesprochen wird, dass es arge Probleme damit hat, ist es keine Schande, professionelle Hilfe hinzuzuziehen. Mittlerweile gibt es Familientherapien, die durchaus helfen können, Probleme aufzuzeigen und gemeinsam anzugehen.

Darüber hinaus hat man auf Wunsch natürlich die Möglichkeit, evtl. über das Forum von www.erythrophobie.de Kontakte mit gleichaltrigen Kindern vielleicht sogar aus der Nähe herzustellen. Vielen Jugendlichen hilft es, sich auf diese Weise austauschen zu können.

Keine Angst, hier soll nichts dramatisiert werden. Ganz im Gegenteil. Auf erythrophobie-betroffene Kinder kann man ausnahmslos stolz sein. Sie sind eben keine Egoisten, sondern machen sich um die

Gedanken und Gefühle anderer Menschen überdurchschnittlich viel Gedanken und stecken teilweise für andere eigene Interessen zurück. Auch deutet nicht gleich jedes Erröten auf eine Erythrophobie hin und Scham ist in der Pubertät ganz normal. Sollte man aber merken, dass das eigene Kind damit Probleme hat oder man gar um Hilfe gebeten wird, sollte man es auf jeden Fall ernst nehmen. Für viele ist es eben keine Kleinigkeit, die „sowieso von allein wieder weggeht", sondern ein schier unüberwindliches Problem. Es kann den ganzen Tagesablauf bestimmen. Je eher man etwas tut, desto besser sind die Aussichten auf Erfolg!

Kapitel 17: Verwandtes

Einige Themen werden häufiger in Verbindung mit der Erythrophobie genannt. Diese betreffen ebenfalls das Gesicht und/oder treten in Angst- oder Stresssituationen auf und in einigen Fällen handelt es sich sogar um Mischformen.

Couperose

Unter Couperose (erythrosis facialis) versteht man dauerrote, fadenförmige Äderchen, die vorrangig im Wangenbereich auftreten, aber auch auf dem gesamten Oberkörper vorkommen können. Im deutschsprachigen Raum kennt man die Couperose auch unter dem Begriff „Kupferfinnen". Die Ursachen für eine Couperose sind noch weitgehend unerforscht. Man nimmt aber an, dass die Veranlagung für die Bildung dieser kleinen sichtbaren Äderchen vererbt wird.
Da es Krankheitsbilder der Haut mit ähnlichen Erscheinungsbildern gibt, sollte man vom Hautarzt klären lassen, ob es sich überhaupt um Couperose handelt. Aus medizinischen Gründen ist eine Behandlung nicht notwendig, wird aber aus kosmetischen Gründen oft gewünscht. Hierbei hat man folgende Möglichkeiten. Man kann die Äderchen mit einem deckenden, leicht grünlichen Make-up überschminken, man kann das Bindegewebe speziell über den Äderchen stärken mit z.B. Diroseal Intensiv-Pflege von La Roche-Posay® oder aber eine Laser-Behandlung oder Blitzlampen-Therapie machen (siehe Kapitel 12).
Couperose-Betroffenen kann man als Tipps mit auf den Weg geben, direkte Sonneneinstrahlung möglichst zu vermeiden, Kaffee und Alkohol zu reduzieren, auf Solariumbesuche zu verzichten und die Haut des Öfteren zu kühlen.
Die Couperose kann (die Betonung liegt auf „kann") eine Vorstufe zur Rosazea sein.

Rosazea

Rosazea bedeutet soviel wie „rosenfarben" und ist eine chronisch-entzündliche Hautkrankheit, die vorrangig Wangen, Nase, Kinn, Stirn und sogar die Augen betrifft. Umgangssprachlich wird sie auch als „Fluch der Kelten" bezeichnet, weil die Betroffenen häufig hellen Hauttyps sind, teils mit roten Haaren und blauen Augen, also dem keltischen Typ entsprechen.

Die Rosazea selbst hat viele Gesichter, denn sie verläuft sehr unterschiedlich und in verschiedenen Stufen. Anfangs fällt die Hautrötung auf, die über Stunden oder gar Tage anhält. Danach folgt Stadium 1 mit bleibenden Rötungen und erweiterten Äderchen. Die Haut wird empfindlicher. Im 2. Stadium entstehen entzündliche Knötchen und Eiterpickel, die über Wochen anhalten können und oft mit normaler Akne verwechselt werden. In Stadium 3 kommt es zu rötlichen Knoten und Schwellungen im Gesicht. Bei Männern kann das bis zu einer unförmig geschwollenen sogenannten „Knollennase" führen. Der bekannteste Rosazea-Betroffene dürfte Bill Clinton sein.[74]

Die Ursachen für die Rosazea sind bis heut noch nicht eindeutig geklärt. Man nimmt an, dass eine gestörte Regulation der Blutgefässversorgung von Gehirn und Gesichtshaut der Auslöser ist[75] und Stress die Symptome noch verstärken kann.[76]

Allgemein rät man, nur noch milde Gesichts-Reinigungsmittel zu verwenden, das Gesicht möglichst mit lauwarmem Wasser zu waschen, bei Sonne eine Sonnenschutzcreme mit hohem Schutzfaktor aufzutragen, Alkohol und Kaffee zu reduzieren (Stress ebenfalls, wenn möglich), mit dem Rauchen aufzuhören und kein Solarium mehr zu besuchen.

Die Krankheit Rosazea selbst ist nicht heilbar, aber ihre Symptome kann man lindern. Möglichkeiten dazu wären u.a. eine Blitzlampen-Behandlung (siehe Kapitel 12) oder die Einnahme von Antibiotika. Im Falle starker psychischer Leiden kann auch eine Therapie hinzugezogen werden.

Hyperhidrose

Bei der Hyperhidrose (lat. Hyperhidrosis) handelt es sich um eine vermehrte Schweißproduktion, welche entweder den ganzen Körper betrifft oder einzelne Körperregionen wie Hände, Achselhöhlen, Kopf, Rumpf und/oder Füße. Bei jedem gesunden Menschen findet auch ein Schwitzen statt, welches aber der normalen Wärmeregulation dient. Bei Hyperhidrose-Betroffenen geht dieses Schwitzen weit über dieses normale Maß hinaus und in Extremfällen tropft der Schweiß regelrecht beispielsweise von den Fingern.

Bei der Hyperhidrose unterscheidet man hauptsächlich in primäre und sekundäre Hyperhidrose.[77] Die primäre Hyperhidrose tritt ohne erkennbare organische Ursachen auf.[78] Die Ursachen dafür sind weitgehend ungeklärt. Tatsache ist aber, dass Stress und Angstsituationen die Schweißproduktion wesentlich anregen. Einige beschreiben das Einsetzen dieser Form des Schwitzens ähnlich dem Auftreten eines schnellen Errötens als schubartig und plötzlich. Das schnelle Erröten ist der Hyperhidrose sehr ähnlich, nur dass es sich körperlich unterschiedlich äußert. Darüber hinaus gibt es nicht wenige Personen, bei denen sowohl Gesichtsröte als auch ein übermäßiges Schwitzen auftritt. Die sekundäre Hyperhidrose tritt als Symptom verschiedener organischer oder psychischer Krankheiten auf, so z.B. einer Schilddrüsenerkrankung.

Für die unterschiedlichen Facetten des übermäßigen Schwitzens gibt es verschiedene Lösungsansätze. So kann beispielsweise Aluminium-chlorid äußerlich aufgetragen werden, um die Schweißdrüsen zu verschließen, eine Gleichstrombehandlung (Iontophorese) durch-geführt werden, die die Aktivität der Schweißdrüsen reduziert oder Botox gespritzt werden, um die Impulsweiterleitung zu unterbrechen. Außerdem kann man Schweißdrüsen entfernen, Medikamente verabreichen, eine ESB durchführen und auch Therapien oder Entspannungstechniken kommen zum Einsatz. Die Lösungs-möglichkeiten sind vielfältig und bedürfen intensiver Vorunter-suchungen.

Wie im Falle der Erythrophobie ist auch bei Hyperhidrose ein Austausch mit anderen Betroffenen empfehlenswert. Hilfreiche Seiten dazu sind auf der Homepage www.erythrophobie.de aufgelistet.

Auch für die Hyperhidrose gilt: es gibt für jeden einen Weg, aber nicht den einen Weg für alle.

Kapitel 18: Resumé

Der eine oder andere hat während des Lesens sicher bemerkt, dass sich einige Aussagen wiederholt haben. Abgesehen von einigen thematischen Überschneidungen habe ich bestimmte Punkte bewusst wiederholt genannt, um euch ihre Wichtigkeit immer wieder vor Augen zu führen.

Die Beschäftigung mit dem Thema „Erythrophobie" war nicht immer einfach, speziell auch im Hinblick auf die Fachliteratur, aber sie hat Spaß gemacht. So, wie es auch Freude bereitet hat zu sehen, wie Menschen ihren Weg im Umgang mit dem Erröten gefunden haben. Zum Abschluss möchte ich ein solches Erlebnis kurz schildern.

Vor einigen Jahren nahm eine junge Frau Kontakt zu mir auf, die total verzweifelt war und in ihrem Leben nach vielen Enttäuschungen keinen Sinn mehr sah. Das ständige Rotwerden nagte an ihr. Nach einem kurzen E-Mail-Austausch fasste sie Mut und traf sich über das Forum der Homepage organisiert mit anderen Betroffenen. Dieser Austausch baute sie auf und auf diese Weise lernte sie sogar ihren späteren Mann kennen. Ich kann mich noch sehr gut an einen ihrer früheren Sätze erinnern: „Wofür soll ich Kinder in die Welt setzen, wenn ihnen vielleicht das gleiche widerfährt wie mir?". Ich fragte sie daraufhin, ob sie sich vorstellen könne, wie die Welt ohne sensible und feinfühlige Menschen aussehen würde. Darauf entgegnete sie damals nichts. Heute ist sie glücklich verheiratet, hat zwei Kinder und geht in ihrem Leben total auf. Es ist eine Freude, zu sehen, wie liebevoll diese kleine Familie miteinander umgeht.

Erythrophobiker sind ganz normale Menschen, aber eben doch ein bisschen anders als andere. Das „Handicap" Erröten macht sie zu diesen sensiblen Menschen mit einem besonderen, leisen Draht zu anderen. Es sind „stille Wasser". Es steckt sehr viel mehr in ihnen, als sie sich selbst zutrauen und als auf den ersten Blick für andere erkennbar ist. Es lohnt sich, näher hinzuschauen!

Ihr habt in diesem Buch erfahren, welche Methoden es gibt und wie andere es geschafft haben. Darüber hinaus habt ihr die Möglichkeit, euch im Internet vertiefend auszutauschen. Nutzt diese Informationen und die Erfahrungen anderer, um euren persönlichen Weg zu finden.

Wirklich bewegende Dinge sind meist einfacher Natur. So ist es auch bei der Erythrophobie. Ihr selbst seid der Schlüssel zum Erfolg. Ich wünsche euch von Herzen viel Erfolg!

(Erfolgs-)Berichte Betroffener

(Erfolgs-) Berichte Betroffener

Viele tausend Besucher haben im Laufe der Zeit die Homepage besucht. Einige haben in der Hoffnung, anderen mit ihren Erfahrungen Mut zu machen und vielleicht etwas Hilfestellung zu geben, ihren Werdegang niedergeschrieben und erläutert, was ihnen bei der Lösung des Problems „Angst vor dem Erröten" geholfen hat. Dafür bin ich sehr dankbar, denn so bleibt es nicht nur bei theoretischen Ansätzen, sondern es werden praktische Tipps für die Umsetzung gegeben und zwar von denen, die es selbst ausprobiert haben. Auch über Rückschläge wird berichtet und vor allem wird eines deutlich: jeder Mensch und somit jedes Problem sind individuell. Was dem einen zu einer neu erlebten Freiheit verhilft, kann bei anderen völlig wirkungslos sein. Manch einem genügt beispielsweise schon ein einfaches, offenes Gespräch, andere brauchen weit mehr als das.
Ich habe insgesamt fünf Berichte und einige Berichtausschnitte aus verschiedenen Bereichen herausgesucht, um die unterschiedlichen Herangehensweisen und Problemlösungen zu verdeutlichen. Vielleicht ist ja die eine oder andere Anregung auch für euch dabei. Lesenswert sind sie auf jeden Fall.

Ein großes Dankeschön gilt den Verfassern der nachfolgenden Berichte. Danke für euren offenen Einblick in diesen privaten Bereich eures Lebens!

Kapitel 19: „Der Stachel in meinem Leben"

Beim ersten Mal war ich mit meiner Mutter in einem von diesen riesigen Supermärkten. Ich sollte irgendetwas holen und fand es nicht gleich. Es war mir peinlich, vielleicht hat sie mich auch mit diesem „Stell-dich-doch-nicht-so-dumm-an"- Blick angesehen – auf jeden Fall wurde ich zum ersten Mal in meinem Leben knallrot. Ich sehe sie noch vor mir, erstaunt, verwundert, nicht verstehend, was ihre bis dahin unauffällige Tochter so aus der Fassung gebracht haben könnte. Ich verstand es selbst nicht. Mein Körper schien sich verselbständigt zu haben, machte etwas, für das er keinen Auftrag hatte und über das ich keine Kontrolle zu haben schien. Seitdem sind mehr als 30 Jahre vergangen. Und er tut es immer noch.

Aus dem ersten vor-pubertären Blush ist eine ausgewachsene Phobie geworden. Erythrophobie. Die Angst vor dem Erröten. Wenigstens hat sie einen komplizierten Namen und ehrt damit das Leiden der vielen Betroffenen, denen es wie mir geht.

Ob sich aus dem ersten harmlosen und in dem Alter normalen Rotwerden eine regelrechte Angst vor dem Erröten entwickelt hat, weil meine Familie darauf ziemlich unsensibel reagierte und mich häufig genug hänselte, weiß ich nicht. Ich hatte schon als Kleinkind das Gefühl, in dieser Familie nicht richtig zuhause zu sein und war sehr fest davon überzeugt, im Krankenhaus vertauscht worden zu sein. Da niemand kam, um den Irrtum aufzuklären, fand ich mich schließlich widerstrebend mit meiner „Gast-Familie" ab.
Seit dem ersten Erlebnis im Supermarkt passierte es jedenfalls immer häufiger. Und es wurde mir immer peinlicher, weil ich nicht verstand, was vor sich ging. Ich begann, mich zurückzuziehen, weniger forsch aufzutreten als noch vor einigen Monaten. Ich errötete nun fast jedes Mal, wenn ich im Mittelpunkt stand. Wann immer sich mehr als ein Augenpaar auf mich richtete, begann die Panik aus meinem Bauch langsam emporzusteigen. Der Bauch krampft sich zusammen, mein Herz schlägt wie wild, mein Puls rast, der Schweiß bricht aus allen Poren, ich möchte weglaufen, nur weg, mich verkriechen und nicht

mehr, nie, niemals mehr angesehen werden – und dann kommt es, wie es kommen muss: Die Röte schießt aus dem Oberkörper, über Hals und Nacken blitzartig in den Kopf und verwandelt mein verunsichertes, gequältes Gesicht je nach Heftigkeitsgrad in eine starre, rote Maske. Das Gefühl des Ausgeliefertseins, der absoluten Ohnmacht ist in diesen Momenten so stark, dass ich mich wie in Trance fühle. Ich höre nicht mehr, was mein Gegenüber sagt, ich bekomme für einige Sekunden nicht mehr mit, was um mich herum geschieht, ich scheine in meinem eigenen Film zu sein, aus dem es kein Entkommen gibt. Langsam fließt dann das Blut wieder nach unten, und allmählich nehme ich wieder am „normalen" Leben teil. Und was dann kommt, macht die Schmach endgültig perfekt: Ich schaue in ratlose, verunsicherte, peinlich berührte, misstrauische oder auch ärgerliche Gesichter. Sie fragen sich, ob ich gerade gelogen habe oder an etwas „Schmutziges" gedacht, ob sie mich bei etwas ertappt haben oder welchen Grund zu schlechtem Gewissen und so extremer Verunsicherung ich wohl sonst haben könnte. Denn dass es da etwas zu verheimlichen gibt, scheint unübersehbar. Feinfühligen Menschen sieht man deutlich an, wie in diesen Momenten ihr Vertrauen zu mir schwindet. Sie können mich plötzlich nicht mehr einschätzen, vor einer Sekunde waren wir noch intensiv ins Gespräch vertieft, und auf einmal verhalte ich mich so unerklärlich verunsichert. So, als habe ich ihre vertraulichsten Geheimnisse der ganzen Stadt verraten. Dabei schoss mir nur plötzlich, grundlos, dieser teuflische Gedanke durch den Kopf: Werd' jetzt bloß nicht rot.

Im Studium war es nicht anders. Im Hörsaal als Eine von Vielen fühlte ich mich ja noch sicher, aber die Seminare brachten mich wirklich zur Verzweiflung. Jedes, aber auch wirklich jedes Mal, wenn ich angesprochen wurde, bekam ich diese Glühbirne. Nach vier Semestern brach ich mein Studium ab – nicht nur, aber vor allem wegen meiner Phobie. Was übrig blieb, war das Gefühl, nicht in diese Welt zu passen, eine „Macke" zu haben, die mich daran hindert, meine tatsächlichen Stärken auszudrücken und mich ständig zwingt, mich kleiner zu machen als ich bin. Diese Angst ist ein wirklich hinterhältiger Geselle: Er hindert uns daran, uns zu zeigen, so wie wir sind, unseren Fähigkeiten entsprechend aufzutreten und im Leben selbstverständlich unseren Platz einzunehmen.

Was ganz besonders irritierend für mich und meine Umwelt ist, weil ich an sich ein ziemliches Powerweib bin, unternehmungslustig, mutig, ehrgeizig, mit vielen Interessen, und so gar nicht zum Stubenhocker tauge, der sich vor der Welt versteckt. Ich gelte – und fühle mich auch so – als selbstbewusst. Und doch habe ich mein Leben lang diese unerklärliche Angst, die Farbe zu wechseln und dafür abgelehnt zu werden, nicht ablegen können.

Die größte Folter in meinem Leben waren dann die Meetings an jedem Montag in der Agentur, in der ich nach dem Flop an der Uni eine Ausbildung anfing. Den Job an sich fand ich prima, mir lagen der Trubel, die vielen flippigen Leute, die Arbeit an sich. Ich war auch gut. Aber bereits am Freitagnachmittag begann allwöchentlich die Panik vor dem Montag. Eine große Runde, helles Licht, jeder schaut jeden an, der Reihe nach erklärt jeder, was es Neues gibt. Es fühlt sich an, als würde der Strick um meinen Hals immer fester zugezogen, je näher mein Part rückt. Sobald derjenige dran ist, der fünf Sitze weiter gerade entspannt sein Statement abgibt, beginne ich auf meinem Sitz zu zappeln. Mein Herz schlägt bis zum Hals, meine Hände zittern, ich kann mich nicht mehr konzentrieren und habe nur einen Impuls: Flucht. Fliehen, bevor „Es" wieder passiert. Es fühlt sich an wie ein Tier in der Falle. Dann bin ich dran, und es läuft so wie jede Woche: Ich stammle mit hochrotem Kopf einigermaßen Sinnvolles daher, bis nach kurzer Zeit die Röte nachlässt und ich wieder klar denken kann. Nachher fühle ich mich geschlagen, demontiert, als hätte ich ein weiteres Mal mein Gesicht verloren.

Ich war – vor allem bis Mitte 20 – mehr als einmal nah dran, diesem unsäglichen, würdelosen Schauspiel ein Ende zu machen und von der nahen Autobahnbrücke zu springen. Ich war auf dem Weg, Alkoholikerin zu werden, weil die Panikattacken und die ständige innere Anspannung nur mit einer bestimmten Menge Alkohol auszuhalten waren. So manches Familien-Mittagessen habe ich nur überstanden, indem ich mich vorher aus der Whisky-Flasche meines Vaters bedient hatte, und manches Referat in der Schule konnte ich nur nach einem ordentlichen Zug aus der Weinflasche halten. Auch Drogen habe ich ausprobiert. Aber nichts half wirklich. Die quälende Gewissheit, dass „Es" bei nächster Gelegenheit wieder passieren und mich den letzten Rest von Selbstachtung kosten würde, war einfach unerträglich.

Aber es war nicht so. Mit den Jahren ist es besser geworden. Ich habe mich selbständig gemacht und arbeite weitgehend allein, was lupenreines Vermeidungsverhalten ist. Die Menschen, mit denen ich zu tun habe, haben sich daran gewöhnt, dass ich gelegentlich aus heiterem Himmel rote Wangen bekomme. Ich habe begriffen, dass es ihrer Wertschätzung keinen Abbruch tut. Vorstellungsrunden sind für mich immer noch panikverdächtig. Und „ES" passiert auch noch jedes Mal. In der Liebe sind mir wahrscheinlich einige wunderbare Chancen versagt geblieben durch meine Angst, mein Partner könnte merken, was mit mir los ist und mich nicht akzeptieren. Aber andererseits habe ich auch viel Glück in der Liebe gehabt.

Meine Schwierigkeiten in der Außenwelt haben dazu geführt, dass ich mich mehr meiner inneren Welt zugewandt habe. Seit einigen Jahren übe ich regelmäßig Yoga und Meditation und habe dadurch ein anderes Verständnis von dem, was für mich wichtig ist. Ich freue mich mehr über das, was ich erreicht habe und nehme meinen Wunsch, perfekt zu sein, nicht mehr so ernst. Ich lebe meine Interessen aus und versuche, mir möglichst viel Freude zu machen. Es gibt vieles in meinem Leben, für das ich dankbar bin und das ich genieße. Und irgendwann hatte ich dann auch genug Mut, in einer Therapie mit meinen Altlasten aufzuräumen.
Als Erytrophobiker/in verbringt man viel Zeit damit, sich zu fragen: Was stimmt nicht mit mir? Warum tun mir mein Körper, meine Psyche oder alle beide zusammen das an? Was in meiner Kindheit ist so schief gelaufen, dass ich mich anderen so unterlegen fühle? Seit ich eine Gesprächstherapie begonnen habe, gibt es wenigstens eine vage Erklärung dafür. In meiner Familie sind Scham und Schuldgefühle

von einer Generation an die andere weitergereicht worden, und jede/r blieb damit für sich allein. So weiß meine Familie bis heute nichts von meinem quälenden Geheimnis, wie es überhaupt bei uns einige schamhaft verschwiegene, modrige Familiengeheimnisse gibt. In meinem Fall zeigt sich die latente Scham offenbar im Erröten, es hätte auch Stottern oder Zittern sein können. Oder eben überhaupt kein Symptom, wie bei so vielen Menschen, denen es beim besten Willen nicht möglich wäre, zu erröten – selbst wenn sie Grund genug dazu hätten.

Mein Therapeut war der Erste, mit dem ich über meine Erythrophobie gesprochen habe. Das war vor einem Jahr, und da hatte ich schon über 30 Jahre allein mit der Krankheit hinter mir. Ohne zu wissen, dass es eine Krankheit ist. Ich hätte schon lange vorher Hilfe gebraucht, aber ich habe mich zu sehr geschämt.

Meine erste Therapiesitzung hat mich dann auch viel Überwindung gekostet. Ich wollte nicht mehr Weglaufen und endlich raus aus diesem Alptraum, einem anderen Menschen meine tiefsten Ängste zu offenbaren war allerdings gewöhnungsbedürftig. Heute weiß ich, dass es mir sehr viel leichter fällt, mich einem einfühlsamen Profi zu öffnen als mich bei diesem Thema Freunden gegenüber zu outen.

In den ersten Stunden haben wir über das Symptom gesprochen. Wann tritt es auf, wie fühlt es sich an. Mein Widerstand war gewaltig. Zum ersten Mal gestand ich einem anderen – vor allem aber mir selbst – all die Ablenkungsmanöver, Vertuschungsrituale und cleveren kleinen Tricks ein, mit denen ich meine Errötungsattacken über drei Jahrzehnte zu tarnen verstanden hatte. Zum ersten Mal musste ich mich ganz ehrlich anschauen und sagen: Ja, das bin ich. Und all die Gefühle aushalten, die damit verbunden waren. Den Schmerz über das Alleinsein in meiner roten Blase, die Selbstvorwürfe, Trauer, die Wut, alte Kindheitserinnerungen, die wehtaten. Und doch fühlte ich mich nach jeder Sitzung befreiter, irgendwie leichter. Als hätte schon das Darüber-Sprechen den Rucksack auf meinen Schultern leichter gemacht. Und ich merkte, dass mein Vertrauen wuchs. Das Vertrauen zu mir, zu meinem Therapeuten und dazu, dass alles, was hochkommt, meinen Heilungsprozess unterstützt. In der ersten Zeit habe ich sehr viel geweint, das war wie Großreinemachen, als würde ich mit meinen Tränen aus meinem Unglück wegschwimmen. Mir wurde bewusst, dass das Symptom bei mir nur ein Signal ist, ein Wegweiser, nicht das eigentliche Problem. Das Symptom war die äußerste Zwiebelschale, von der aus ich mich weiter vor arbeitete. Durch viele Schichten von Selbstzweifeln, Ängsten, Misstrauen, einschränkenden Selbstbildern, starren Verhaltensmustern. Ich bin ein gewaltiges Stück vorwärts gekommen, allerdings noch nicht am Ziel. Mein Ziel ist nicht, nie wieder zu erröten. Mein Ziel ist, mich anzunehmen und zu mögen, wie ich bin - meinen Schwächen wie meinen Stärken verständnisvoll, herzlich und mit Humor zu begegnen. Rote Wangen bekomme ich immer noch, aber es fühlt sich anders an. Ich hasse mich nicht mehr dafür, und ich verurteile mich nicht mehr. Ich akzeptiere es als etwas, das ich mir freiwillig nicht ausgesucht hätte, das ich vielleicht nie ganz überwinde, das ich nicht mal so richtig verstehe und trotzdem ganz bewusst annehme. Nobody's perfect. Ich bin auch meinen vielen Stärken und liebenswerten Seiten begegnet, und ich habe sehr viel mehr Liebe und Achtung für mich selbst.

Man kann mit dieser Angst fertig werden. Aber wohl nur im Ausnahmefall allein.

Rosa, 45

Kapitel 20: „Stationen eines Ery-Lebens"

0-14 Jahre

Ich hatte eine sehr angenehme Kindheit im Elternhaus, bei den Großeltern, im Kindergarten, in der Grundschule und stand schon in frühem Alter mit beiden Beinen im Leben. Dadurch, dass mein Vater sehr stark beruflich beansprucht war, hat die Erziehung zum großen Teil meine Mutter übernommen. Zu dem Zeitpunkt erkannte ich dadurch aber keinen Nachteil, vielmehr genoss das Wohlbehütetsein. Ich erinnere mich sehr gut daran, dass schon in der Grundschule ich oft der verlängerte Arm der Klassenlehrerin war, auch war ich notenmäßig immer bei den Besten dabei und genoss die Anerkennung durch andere in vollen Zügen. Ich spielte schon in der 4. Klasse die Hauptrolle in Theaterstücken und würde mich zu dem Zeitpunkt als überdurchschnittlich selbstbewusst und offen charakterisieren. Selbstzweifel waren bei mir nur wenige vorhanden.

14-15 Jahre

So ab der 7. Klasse änderten sich ein wenig die Gegebenheiten: Ich merkte, dass ich plötzlich große Augen für Mädels hatte. Meine Gewissenhaftigkeit beim Vorbereiten auf Klassenarbeiten ließ etwas nach, es kam schon mal vor, dass ich zu Strafarbeiten verdonnert wurde, im Winter den Schulhof per Zwangseinweisung vom Schnee räumen musste, kurzum: Meine Prioritäten hatten sich verändert. Ich wollte meinen Klassenkameradinnen um jeden Preis imponieren. Ob ich es bewusst wahrhaben wollte oder nicht: Der Kampf ums andere Geschlecht hatte begonnen und ich wollte dabei auf keinen Fall zu kurz kommen.
Ich würde mich zu dem Zeitpunkt weiterhin als selbstbewusst und offen charakterisieren, allerdings waren erste Selbstzweifel in der Zwischenzeit vorhanden, ob man tatsächlich so positiv ankommt beim anderen Geschlecht, wie man sich das gewünscht hatte.

15-16 Jahre

Zwei einschneidende Erlebnisse prägten mein Dasein in der 8. Klasse. Unsere Klasse befand sich in Südtirol. Ich hatte seit der 5. Klasse ein besonderes Augenmerk auf ein Mädchen geworfen, das mir sehr gefiel. Sie mochte mich auch ganz gerne, wir waren uns sehr sympathisch und ich machte mir bestimmte Hoffnungen. Jetzt war der Zeitpunkt des Angriffs gekommen, dachte ich mir. Ich war mir auch ziemlich sicher, dass es klappen würde. Umso größer war die Enttäuschung, als ich den ersten Korb meines Lebens bekam. „Lass uns gute Freunde bleiben" bekam ich als Floskel zu hören. Was mir auch nicht anders übrig blieb, denn das Mädel hatte über die gute Freundschaft hinaus mit mir keine höheren Ambitionen.

Der weitere Schullandheimaufenthalt war für mich im Eimer, aber ich rechnete mir ja nochmals Chancen bei einer zweiten guten Freundin aus. Die nahm ich dann auch im Mai des darauf folgenden Jahres wahr, beim Schüleraustausch in Frankreich. Ich bin zwar durch meine erste „Panne" etwas vorsichtiger geworden, war mir aber bei der zweiten Freundin wesentlich sicherer als bei der ersten. Aber auch diesmal hieß es nach einer etwas längeren Bedenkzeit: No interest!! Eine (Frauen-) Welt brach für mich zusammen, mein Selbstverständnis und Selbstvertrauen in meine Person war am Boden zerstört und ich behaupte auch heute noch mit großer Überzeugung, dass diese beiden „Abfuhren" den optimalen Nährboden für meine spätere ERY-Karriere bereiteten. Von einem wissentlichen Beginn meiner Ery-Leidenszeit kann allerdings zu diesem Zeitpunkt noch keine Rede sein.

16-17 Jahre

Dies änderte sich dann allerdings schlagartig, als ich in die 10. Klasse kam. Meine Sturm- und Drangzeit, was Ausgehen, Partyfeiern, Frauenbekanntschaften und so weiter anbetraf, war abrupt beendet worden. Ich hatte nur noch Lust auf Fußball in einer „frauenfreien Zone", auch in der Schule war ich Mädels gegenüber nicht mehr so unbefangen. Meine Unsicherheit nahm für mich spürbar zu, wenn auch auf recht niedrigem Niveau. Immerhin war ich zu der Zeit

Schülersprecher in der SMV eines Progymnasiums mit rund 200 Schülern, musste gegenüber Rektorat und Lehrerschaft die Interessen der Schüler angemessen vertreten. Dies tat ich allerdings mit ziemlichem Unbehagen, fühlte mich als „Leader" und Repräsentant nicht mehr so wohl wie in früheren Jahren. Dennoch konnte ich die Aufgabe noch zur vollsten Zufriedenheit aller Beteiligten erfüllen. Meine Schulnoten wurden auch wieder besser und pendelten sich durchschnittlich auf einen Zweier ein.

Im Lauf der Zeit bemerkte ich, dass ich während der Unterrichtsstunden, vor allem bei bestimmten Lehrern, „Probleme" bekam. Besonders beim Vorlesen im Englischunterricht hatte ich jedes Mal tierische Angst, von der Lehrerin drangenommen zu werden. Ich erinnere mich, dass ich sogar ungefähr vier mal im Schuljahr die letzte Stunde in Englisch geschwänzt habe, nur um beim Vorlesen nicht drangenommen zu werden Die Aufmerksamkeit der ganzen Klasse war mir unangenehm, ich war nervös, hatte feuchte Hände und beim Vorlesen verhaspelte ich mich manchmal ziemlich. Mit einem kurzen Räuspern konnte ich die Situation meistens retten. Ich glaube heute, dass die wissentliche Ery im Englischunterricht ihren Anfang nahm, auch wenn sie zu dem Zeitpunkt für mich noch kein Problem dargestellt hat.

Bei der Abschlussfahrt der 10. Klasse nach Salzburg hatte ich dann mein erstes wissentliches Ery-Erlebnis: Wir waren in einer Jugendherberge untergebracht und wollten uns für den letzten Abend im Hof versammeln, um gemeinsam noch in die Stadt zu gehen. Der Treffpunkt war für 19.00 Uhr verabredet und ich erinnere mich noch sehr genau daran, dass ich nach dem Duschen „rote Ohren" hatte. Als ich in den Spiegel schaute, störte mich diese Tatsache und ich versuchte, meine roten Ohren durch meinen mitgebrachten Ventilator zu kühlen, bevor ich mich mit den anderen im Hof traf. Dies gelang mir nur mit mäßigem Erfolg, ich spürte die Wärme, die sich in meinen Ohren befand. Die optische Verfärbung war deutlich erkennbar. Ich konnte nichts dagegen unternehmen, das war für mich ein unangenehmes Gefühl. Ich traf mich anschließend mit den anderen. Ich bin zwar an dem Abend nicht angesprochen worden, aber ich fühlte mich irgendwie schon schlecht. Ich habe dann aber diesem Abend keine weitere Bedeutung zugemessen und verbuchte ihn unter der Rubrik „einmaliger Ausrutscher".

18-20 Jahre

Die Zeit am Progymnasium war jetzt vorbei und ich kam auf ein weiterführendes Gymnasium. Schließlich wollte ich Abitur machen und traute mir das auch ganz und gar zu. Allerdings kam es dann auch zu einer neuen Klassenzusammenführung an der neuen Schule und ich hatte, wie angedeutet, keine Lust mehr auf die „Leaderarbeit". Ich zog mich spürbar zurück, hatte zwar weiter meinen Fußball, ging aber am Wochenende wenig aus. Ich bemerkte, dass ich des Öfteren ein rötliches Gesicht hatte und was für mich noch viel schlimmer war: Prall gefüllte Ohren mit einem rötlichen Teint. In solchen Situationen fühlte ich mich absolut minderwertig anderen gegenüber, ich verachtete mich für meine Ohren- bzw. Gesichtsfarbe zusehends. Das schlimmste für mich war: Die Situationen passierten unwillentlich, d.h., ich fühlte mich den Launen meines Körpers ausgeliefert. Trotzdem verbuchte ich es anfangs noch unter der Rubrik „vorübergehendes Phänomen", hatte 100 Gründe parat, wieso es nur eine temporäre Erscheinung sei und verdrängte es, so gut es ging. Ich bemerkte, dass es in manchen Stunden intensiver war, bei manchen Lehrern öfter passierte als bei anderen, in späten Stunden (z.B. in der 6. Stunde) die Wahrscheinlichkeit höher war als in der 1. Stunde. Ein bestimmtes Schema war für mich zunehmend erkennbar. Besonders der Nachmittagsunterricht entpuppte sich für mich mehr und mehr als Schwierigkeit: Meine ungewollte Maxime „Mindestens 1 mal am Tag zu Erröten" hatte sich durchgesetzt. Dies bedeutete, dass mit zunehmender Dauer des Nachmittags die Wahrscheinlichkeit größer wurde zu erröten. In aller Regel bekam mein Körper seinen Willen durchgesetzt: Es passierte immer häufiger, dass besonders nachmittags zu Beginn eine nervöse Grundstimmung in Form der Angst vor dem Erröten in mir vorhanden war, welche sich dann im Verlauf der Schulstunden zu einem langsam anhaltenden tatsächlichen Erröten entwickelte. Ich musste nicht mal angesprochen werden oder im Mittelpunkt stehen, aber die Hitze stieg mir in schöner Gleichmäßigkeit während des Unterrichts hoch und suchte sich über den Hals seinen Weg ins Gesicht.

Ich war deprimiert, niedergeschlagen, wusste nicht mehr, wie ich mich verhalten sollte, wie es weitergehen sollte. Auch wenn ich vor dem Einsetzen des Errötens gut drauf war und einigermaßen ein sicheres Auftreten hatte: Das Erröten war dann der Niederschlag, von dem ich mich meistens im Laufe des Tages nicht mehr erholte. Dieser Zustand hielt dann auch immer längere Zeit an..

Fragen wie: Wie rot bin ich jetzt? Sehen es die anderen? gingen mir durch den Kopf. Beim Gang auf die Toilette konnte mich mit vom Intensivierungsrad meiner Röte überzeugen. Meistens bin ich über mein Äußeres erschrocken, ich fühlte mich den Launen meines Körpers hilflos ausgeliefert. Ich wusste nicht, was ich dagegen unternehmen konnte. Auf alle Fälle war ich mir ganz sicher, dass ich der Einzige war, der solche abnormalen Symptome zeigte. Ich kannte bis zum damaligen Zeitpunkt niemand anderen, der diese Probleme hatte. Ich konnte auch mit niemandem darüber reden. Alles war viel zu peinlich, um es mit Worten ausdrücken zu können.

Gedanken wie „das geht wieder vorüber" kamen mir bereits damals nicht mehr in den Sinn. Ich hatte ein neues Problem, und zwar ein Gravierendes „erschaffen", ob ich es nun wahrhaben wollte oder nicht. Durch das ständige Beschäftigen mit dem Problem wurde es nicht besser, nein, es verschlimmerte sich nur noch. Die Angst vor dem Erröten hatte mich voll im Griff. Ich trat in vielen Lebensbereichen den Rückzug an, wollte nach den anstrengenden Schulwochen nicht auch noch am Wochenende unter Leuten sein. Zum Glück litten die schulischen Leistungen nicht darunter: Ich habe mein Abitur dann mit der Note gut bestanden.

All mein aufgebautes Selbstbewusstsein in den ganzen Jahren war wie ein Kartenhaus zusammengebrochen. Ich reduzierte meine ganze Persönlichkeit auf meinen Makel des Errötens. Das Schlimmste dabei war: Ich konnte meine Gefühle nicht mehr verheimlichen oder verbergen. Das kostbarste und intimste, was ein jeder Mensch hat, nämlich seine Gefühle zu verheimlichen, wenn er dies wünschte, war mir nicht mehr möglich. Wenn ich nervös war, Angst hatte, Scham, etc. konnte anhand des Errötens dies jeder sehen und erkennen.

Die Angst vor dem Erröten beeinflusste mittlerweile sämtliche Lebensbereiche von mir, sowohl die privaten, als auch die beruflichen. Ich stand morgens mit dem Gedanken des Errötens auf und ging mit diesem abends ins Bett. Kein Tag verging mehr, ohne dass ich mich nicht um mein Erröten sorgte. Ein kleiner Vorteil war in der Zwischenzeit, dass ich mit meiner Ery umgehen konnte, sie einschätzen konnte, ihre Launen so langsam kannte und mich besser auf sie einstellen konnte. Meine Ery und ich hatten uns sozusagen miteinander „arrangiert". Wir hatten uns auf ein kleines „Waffenstillstandsabkommen" geeinigt.

Ich fühlte mich dann auch stark genug, eine vierjährige Ausbildung zum Diplomverwaltungswirt zu beginnen. Zeitgleich öffnete ich mich nach einem langen Abwägungsprozess meiner Familie. Ich konnte zum ersten Mal über mein Problem sprechen, das jetzt bereits ca. fünf Jahre Bestand hatte. Dieses „Outcome" war ein wichtiger Schritt für mich, obgleich ich auch viel Ungläubigkeit und Erstaunen meiner Familienmitglieder erntete. Aber eine Grenze war gesprengt, ich hatte mich zum ersten Mal jemandem offenbart, hatte nun Ansprechpartner, mit denen ich das Problem bereden konnte, wann immer ich wollte. Mein Problem hatte jetzt auch endlich einen Namen: ERYTHROPHOBIE, die Angst vor dem Erröten.

Ich begann dann auch kurze Zeit später meine erste Verhaltenstherapie, die ich allerdings nach einem halben Jahr mangels Erfolgsaussichten wieder beendete. Die Therapeutin war eine einzige Katastrophe, hatte einfach keinen Ansatz gefunden, mir auf irgendeine Art und Weise weiterzuhelfen. Sie hatte noch nie einen Patienten vor mir mit diesem Symptom. Es hatte keinen Zweck mehr mit ihr.

Seit Sommer 1997 war ich auch wieder liiert. Meiner zweiten Freundin habe ich dann auch relativ schnell von meinem Problem erzählt, für sie war's keines und ich hatte neben meiner Familie jetzt noch einen weiteren Ansprechpartner. Ein Tabuthema war die Erythrophobie damit für mich nicht mehr. Ich hatte jetzt insgesamt sechs Ansprechpartner, mit denen ich das Problem besprechen konnte. Mit meiner 2.

Partnerschaft konnte ich meine Ery zwar nicht überwinden, aber doch recht stark zurückdrängen. Ich liebte meine Freundin über alles und wusste, dass es auch umgekehrt der Fall war. Sie half mir sehr bei meinem Problem, mein Leben hatte mit ihr und dem Studium wieder andere Lebensschwerpunkte als die Ery erhalten. Dafür war ich sehr dankbar. Ich konnte mich mit dem erarbeiteten Status Quo recht gut anfreunden.

25-27 Jahre

Seit zwei Jahren arbeite ich nun als Diplom-Verwaltungswirt in einer kleinen Gemeinde. Ich freue mich, dass ich meinen Alltag im Großen und Ganzen trotz der Ery gut bewältigen kann.
Ich bin jetzt 27, lebe also seit gut zehn Jahren wissentlich mit Ery. Ich habe es die ersten fünf Jahre ignoriert. Dies war sicherlich ein Fehler. Anschließend habe ich mich dann die nächsten fünf Jahre sehr stark mit dem Thema auseinandergesetzt. Mir wurde deutlich: Das Thema darf nicht tabuisiert werden. Man sollte darüber reden, sich mitteilen. Das Internetforum www.erythrophobie.de hilft dabei, sich mit anderen auszutauschen, einem das Gefühl zu verleihen, nicht alleine dazustehen. Eine wirkliche Errungenschaft, bedenkt man, wie hilflos ich vor zehn Jahren bei Beginn meiner Ery noch war. Es gab keinerlei Hilfsmittel, die mich in meiner schlimmen Krise unterstützen konnten. Jetzt gibt es Bücher, Internet, Selbsthilfegruppen.....es hat sich die letzten fünf Jahre wirklich viel getan. Dafür bin ich sehr dankbar.
Ich bin mir sicher, dass meine Ery mal stärker und mal schwächer auftreten wird, sie wird mein restliches Leben weiterhin beeinflussen. Ich stelle mich dieser Herausforderung, weil ich fest davon überzeugt bin, meine negative Bewertung des Errötens so weit in den Griff zu bekommen, dass ich voll ein angenehmes und zufriedenes Leben führen kann.

Markus, 27

Kapitel 21: „Verhaltenstherapie"

Ich habe seit der Pubertät unter meinem schnellen Erröten gelitten. Lange Zeit konnte ich mit niemandem darüber reden – ich verstand ja selbst nicht, was da mit mir passierte und vor allem warum. Mit 19 wagte ich dann doch einen Versuch und sprach mit meinen Eltern über mein Problem. Leider konnten sie nicht nachvollziehen, wie schlimm die Situation für mich ist und dachten, ich rede mir all das ein. Sie spielten das Ganze herunter und meinten, ich soll einfach nicht mehr dran denken.

Ich wollte mich aber nicht damit abfinden und suchte weiter nach Wegen, um das Erröten zu überwinden. Auf der Website www.erytrophobie.de wurde ich fündig und entschied mich schließlich vor zwei Jahren für eine Verhaltenstherapie.

Meine Therapeutin klärte mich zunächst über die Hintergründe dieser Therapieform auf und motivierte mich dann, mein Problem auf diesem Weg anzupacken. Zunächst ermittelten wir mit Hilfe von Fragebögen, in welchen Situationen mein Erröten auftrat. Dann begannen theoretische „Trockenübungen", wie ich zukünftig reagieren sollte. Schließlich begab ich mich in Begleitung meiner Therapeutin in die Situationen, die ich fürchtete. Diese Konfrontation verlief allerdings nicht erfolgreich. Angst und Erröten waren in gleichem Maße wie vorher vorhanden und auch die theoretischen Übungen halfen mir in dem Moment nicht. Ich war so gefangen in meiner Angst, dass ich all das Gelernte einfach nicht anwenden konnte.

Daraufhin schlug meine Therapeutin vor, das Medikament Seroxat zu probieren. Ich vertrug es recht gut und hatte endlich das Gefühl, die Angst hat mich nicht mehr wie vorher im Griff. Die ersten Übungen verliefen erfolgreich und wir steigerten den Schwierigkeitsgrad im Laufe der Zeit immer mehr. Zunächst sollte ich mich beispielsweise an der Kasse im Supermarkt anstellen – früher ein Horrorszenario. Als ich solche Situationen gut meisterte, kamen schwerere Übungen. Ich sprach etwa wildfremde Leute auf der Straße an und tat so, als würde ich eine Umfrage durchführen. Eine andere Übung sah vor, dass ich andere Menschen gezielt beobachten sollte, um herauszufinden, inwieweit sie überhaupt andere Menschen wahrnehmen. Ich hätte nie gedacht, wie sehr die Leute eigentlich mit sich selbst beschäftigt sind.

Ach ja, was mir sehr geholfen hat, waren die Videoaufnahmen, die meine Therapeutin in regelmäßigen Abständen mit mir machte. Ich war erstaunt, wie wenig rot ich doch war, wo ich annahm, ich müsste regelrecht glühen. Wir werteten sie danach gemeinsam aus und mir fiel auf, dass ich einerseits viel weniger rot war, als angenommen und sogar einige Passanten z.B. bei Umfragen erröteten. Das ist mir vorher nicht aufgefallen.

Meine Therapie dauerte insgesamt acht Monate und ich wurde danach noch einige Zeit weiter betreut, das heißt, ich traf mich einmal monatlich mit der Therapeutin und wir besprachen meine Fortschritte. Seroxat nahm ich weiterhin ein und begab mich auch bewusst in für mich schwierige Situationen, um an Sicherheit zu gewinnen.

Vor einigen Monaten habe ich das Medikament abgesetzt, da ich mittlerweile mein Erröten gut in den Griff bekommen habe. Für mich ist das Erröten heute nicht mehr schlimm, es passiert nur noch sehr selten (ein- oder zweimal im Monat) und auch nur bei absolut peinlichen Situationen, die jeden anderen ebenfalls zum Glühen bringen würden.

Mein Fazit der Verhaltenstherapie mit medikamentöser Unterstützung ist sehr positiv und ich kann dieses Vorgehen wirklich empfehlen. Seroxat hat mir geholfen, die Angst auslösenden Situationen überhaupt durchzustehen. Dadurch fiel es mir immer leichter, das Gelernte aus den Therapiegesprächen in konkreten Situationen anzuwenden. Ich habe in dieser Zeit sehr viel über mich gelernt und gehe heute selbstbewusster durchs Leben. Die Therapie hat mich zum Umdenken gebracht und ich beschäftige mich nun nicht mehr mit dem Erröten.

Ich möchte daher jedem Betroffenen ans Herz legen, sich beraten zu lassen und auch professionelle Hilfe anzunehmen.

Anne, 22

Kapitel 22: „Operation ESB"

Ich weiß es noch, als wäre es gestern gewesen: Ich war 14 Jahre alt und saß im Biologieunterricht. Meine Bio-Lehrerin fragte etwas zum Stoff der vergangenen Stunde. Biologie machte mir eigentlich Spaß, ich war sehr gut in diesem Fach. Sie sah mich an und wollte eine Antwort – ich wusste sie nicht und spürte sofort eine Hitze in meinen Kopf aufsteigen. Dieses Gefühl der aufsteigenden Hitze hatte ich schon einige Male verspürt, wusste aber nicht, ob es andere auch wahrnahmen. Sie taten es, denn plötzlich kam von schräg hinten der Kommentar: „Der wird ja ganz rot!". Ich konnte nichts dagegen tun und wurde noch roter - eine Phobie war geboren. Von nun an errötete ich öfter, meist in der Schule, aber auch vermehrt bei Familienfeiern etc. Das geschah immer dann, wenn ich im Mittelpunkt stand. Die Angst vorm Erröten wuchs langsam aber stetig und im Laufe der nächsten Jahre wurden Familienfeste zur Qual, wo sie doch etwas schönes sein sollten.

Die Zeit verging und ich machte Abitur. Alles klappte wunderbar und komischerweise war es mir in den Prüfungssituationen fast egal, ob ich errötete, denn ich wollte gute Noten und war auf den Stoff konzentriert. Dann kam das Studium – neue Leute, neue Wohnsituation, neues Umfeld, andere Ansprüche. Alles war fremd, flutete auf mich ein und natürlich wurde ich sehr oft rot. Im Umfeld meiner Kommilitonen wurde das natürlich wahrgenommen, angesprochen hat mich aber (zum Glück?) selten jemand. Aber ich spürte es in meinem Gegenüber und dessen Unbehagen, wenn ich errötete – sie wussten nicht, wie sie reagieren sollten, denn es passierte häufig und auch bei ganz banalen Gesprächen.

In der Zwischenzeit hatte sich bei mir ein Automatismus entwickelt: ich unterhielt mich mit jemandem und manchmal dachte ich dann plötzlich „Hey, warum bist du jetzt eigentlich nicht rot?" und dann spürte ich „es" aufsteigen. Meine Gedanken „Jetzt bloß nicht rot werden" verstärkten das Ganze und ich wurde prompt rot. Am schlimmsten waren allerdings für mich Gespräche, in denen ich wähnte: „Wenn du jetzt rot wirst, hält man dich für verklemmt". Das waren zum Beispiel Gespräche über Liebe und Sex. Wie schon erwähnt, nahm mein Umfeld das Erröten wahr. Ich spürte das, wenn sie dann plötzlich das Thema wechselten, mir nicht mehr in die Augen sahen, sondern auf meine Wangen oder auf den Boden und mich immer seltener ansprachen, weil sie dachten, sie würden mich sonst bedrängen. Das wollte ich natürlich auch nicht – ich wollte ganz normal behandelt werden.

Rückblickend muss ich sagen, dass ich dankbar bin für meine Kommilitonen und meine damalige Freundin, die mich so mochten und nahmen, wie ich war und mich niemals bloßstellten o.ä. Trotz allem beschäftigte mich das Erröten immer mehr: ich wurde an der Kasse rot, beim Bestellen im Restaurant, in studentischen Diskussionsgruppen (ich hätte manchmal so gerne „auf den Tisch gehauen") etc. So beschloss ich eines Tages, im aufkommenden Internet zu recherchieren. Dort fand ich einige spärliche Infos zu sozialer Phobie und dann einen Bericht über das Erröten, genauer die Erythrophobie und fand mich darin exakt wieder. Ich begann also nach Lösungswegen zu suchen und kurz darauf mit einer Psychologieprofessorin eine Gesprächs- und später Verhaltenstherapie. Diese lehrten mich viel über mich und mein Wesen, das Erröten änderte sich leider nicht. Schließlich wurde parallel eine Medikamentenunterstützung begonnen und das waren die ersten Momente, in denen ich nicht errötete. Ich begann, Hoffnung zu schöpfen und wurde immer selbstbewusster, errötete dementsprechend immer seltener. Aber die Betablocker vertrug ich auf Dauer nicht und setzte sie ab. Einige Zeit später kam es zu einem Erlebnis im Bus, in dem ich „dumm angequatscht" wurde und natürlich rot anlief – alles war dahin. Über ein Jahr Therapie und ich stand wieder am Anfang.

Ich begann dann nach Alternativen zu suchen und verschlang alles, was ich zum Thema finden konnte. Schließlich traf ich mich mit einer ebenfalls Betroffenen. Dieser Austausch - gleiche Sorgen, gleiche Ängste – brachte mir persönlich sehr viel, denn ich fühlte mich verstanden. Letztlich half mir dieses Treffen, mich einer guten Freundin anzuvertrauen und endlich einmal nach zehn Jahren des Leidens einmal mit jemandem darüber zu reden. Mir fiel sozusagen ein „Stein vom Herzen".

Dennoch, mein Ziel war es, nicht mehr zu erröten und eines Tages erfuhr ich von der Möglichkeit einer Operation. Erst dachte ich, dass dies ja zu schön wäre, um wahr zu sein, aber es gab sie tatsächlich und ich fing wieder an zu recherchieren. Ich telefonierte mit Ärzten - die Risiken und Nebenwirkungen verpassten mir erst mal wieder einen Dämpfer. Nach einem Jahr des Beschäftigens mit der Thematik ESB, nach über elf Jahren Rotwerden und dem Abwägen der Risiken gegen die möglicherweise zu gewinnende Lebensqualität entschloss ich mich zur OP. Zur OP selbst: es handelt sich um die so genannte endoskopische transthorakale Sympathektomie, bei welcher der Nerv unterhalb des Ganglion Stellatum mit zwei Titanclips geklammert oder durchtrennt wird. Bei mir wurde dieser geklammert.

Ich fuhr zu dem in Europa führenden Arzt für diese OP-Methode und sprach mit ihm darüber. Er wog ab, ob eine OP gerechtfertigt ist (Leidensdruck) und einige Tage später war es soweit. Ich fuhr also dorthin und schon in der Nacht vor der ESB war ich total aufgeregt und konnte nicht schlafen. Ich ließ noch einmal alle Rot-Situationen, ob positiv oder negativ, vor meinem geistigen Auge Revue passieren. Einige Erlebnisse waren traurig, andere schön, aber es gab auch solche, die ich am liebsten löschen wollte. Ich schlief nur einige Stunden und dann war es soweit. Ich wurde aus dem Zimmer geholt und bekam im Liegen meine Narkose. Sekunden später war ich „weit weg". Das nächste, woran ich mich erinnerte, war die Situation im Aufwachraum. Ich wurde wach, hatte leichte Schmerzen im Brustraum und das Atmen fiel mir schwerer als sonst. Ich wurde im Stundentakt versorgt und konnte dann mit meinem Arzt sprechen. „Alles ist gut gelaufen." sagte er und mir fiel ein Stein vom Herzen. Ich konnte es nicht glauben und hätte ihn am liebsten umarmt. Wir unterhielten uns noch eine ganze Weile – er ist ein sehr sympathischer und ver- ständnisvoller Mensch.

Um es kurz zu machen: bei mir verlief die OP (auch im Nachhinein betrachtet) erfolgreich und ich wurde gleich am Tag darauf „getestet". Eine Schwester fragte nach dem Grund meines Klinikaufenthaltes – kein Erröten, die Hitze blieb regelrecht „im Hals stecken". Was für ein Gefühl!

Natürlich ist diese Methode nicht ohne Nebenwirkungen. In meinem Fall verspüre ich bei großer Hitze, Sport und psychischer Angespanntheit ein kompensatorisches Schwitzen unterhalb der Brust und leicht an den Beinen, ein gustatorisches Schwitzen bei scharfen Speisen und ich benötige etwas mehr Schlaf. Mit dem kompensatorischen Schwitzen geht auch ein Gefühl des Überhitzens an heißen Tagen einher. Ich wusste zwar, was auf mich zukommt, aber diese Nebenwirkungen sind speziell in der warmen Jahreszeit nicht zu unterschätzen. Ich schwitze dann sehr stark und lange und das kann sich einschränkend auswirken.

Ich glaube, nur wenige Menschen können sich vorstellen, welch Gefühl es ist, von dieser Last befreit zu sein. Ich bin endlich „frei" und kann „ich selbst" sein. Nein, ich bin kein anderer Mensch geworden, aber ich nehme intensiver wahr, kann mein wahres Ich ausleben und ich weiß heute: ich war zurückhaltend und ich machte mich zu sehr abhängig von der Meinung anderer, aber ich hatte keine Angst vor anderen Menschen. Heute lebe ich mein Leben viel kontaktfreudiger. Es war das Erröten, was mich hinderte, nach außen so zu sein, wie ich im Inneren war.

Stephan, 29

Kapitel 23: „Blitzlampen-Behandlung"

Mein Name ist Monika. Ich bin 43 Jahre alt und komme aus dem schönen Österreich. Bis zu meinem 40. Lebensjahr ging es mir gut. Meine Jugend war unbeschwert und auch sonst hatte das Leben es wirklich gut mit mir gemeint.

Doch dann gab es diesen einen Zwischenfall im Buchladen, der mein Leben nachhaltig verändern sollte. An jenem Tag war ich in einem Buchladen in meiner Heimatstadt, um mich nach einem Buch für eine Freundin umzusehen, als mich plötzlich jemand von der Seite ansprach und fragte, ob ich denn OK sei und warum ich denn so rot im Gesicht wäre. Ich wunderte mich, denn mir war zwar in dem Moment warm, aber ich fühlte mich eigentlich gut. Ehrlich gesagt wusste ich nicht so ganz, wie ich mit der Situation umgehen sollte. Im Nachhinein dachte ich noch viel über das Erlebte nach und ich bin mir heute sicher, dass dieses Erlebnis der Auslöser für alles war, was folgte.

Seit dem Zeitpunkt beschäftigte mich nämlich meine Röte. Immer, wenn ich jetzt Wärme im Gesicht spürte, dachte ich nur an mein rotes Gesicht und was wohl die anderen Leute von mir denken. Dazu ist noch zu sagen, dass die Röte bei mir auch noch lange anhält, so dass ich dieses ungute Gefühl immer über eine längere Zeitspanne hatte.

Meine Lebensfreude ging mit der Zeit dahin, da mich diese Gedanken über die Röte nicht mehr losließen. Egal wo, wann und warum ich ab sofort rot wurde, fühlte ich mich schlecht und fragt mich verzweifelt, warum das immer mir passierte. Ich war ständig angespannt und wurde deshalb natürlich noch öfter rot. Dies hatte dann wiederum zur Folge, dass ich mich erst recht mit dieser Problematik des roten Gesichts auseinandersetzte. Ich merkte, dass ich Hilfe brauchte, denn alle Versuche, mir selber klar zu machen, dass dies alles nicht so schlimm und bestimmt nur eine vorübergehende Sache sei, scheiterten. Um also eine Lösung für mein Problem zu finden, begann ich eine Gesprächstherapie bei einer befreundeten Psychologin. Diese half mir, mich selbst besser kennen zu lernen. Jedoch war nach einem Jahr immer noch keine deutliche Besserung im Bezug auf mein Erröten in Sicht. Im Gegenteil, mittlerweile fand ich mein Gesicht nicht mehr attraktiv. Kleine Äderchen wurden sichtbar und ich war noch mehr verunsichert. Ich wusste ehrlich gesagt nicht mehr weiter. Dann las ich etwas über Lasertherapie bei Muttermalen und begann, mich weiter darüber zu informieren. Auf diesem Weg erfuhr ich dann auch von der IPL-Therapie und begann, mich intensiv mit dieser auseinander zu setzen. Ich suchte mir einen Arzt, der sich mit dieser Therapieform auskannte und machte einen Termin aus. Da die IPL-Behandlung nur in der kühleren Jahreszeit durchgeführt werden sollte, war dieser erst Anfang des Herbstes.

Beim ersten Termin besprach ich mit dem Arzt mein Problem. Er war sehr nett. Nach dem ersten Termin bei ihm folgten dann noch weiterführende Untersuchungen und Gespräche. Bei den Gesprächen wurde ich dann ausführlich über alle wichtigen Dinge informiert. Risiken und Nebenwirkungen wurden dabei genauso diskutiert wie die Chancen, die für mich in der Behandlung bestehen können. Nach reiflicher Überlegung entschied ich mich dafür, die Behandlung durchzuführen.

Ich bekam einen Termin. Am Tag der Entscheidung war ich sehr aufgeregt, freute mich aber darauf, da ich nun eine Möglichkeit für ein freieres Leben sah.

Endlich war es soweit: mir wurde ein kühles Gel auf mein Gesicht aufgetragen und ich bekam eine Art Sonnenbrille. Nach den Vorbereitungen begann die Behandlung. Die Dauer des Eingriffs betrug ca. 15 Minuten. Danach war mein Gesicht leicht fleckig rot, ich konnte aber nach Hause gehen. Die Flecken vergingen jedoch bald und nach einigen Tagen sah ich eine leichte Besserung. Darüber war ich sehr froh. Endlich war ein Weg aus diesem Teufelskreis gefunden.

Seitdem hatte ich noch drei weitere Behandlungen und jetzt ist die Röte kaum noch zu sehen. Heute bin ich glücklicher, selbstbewusster und ausgeglichener und bin froh, dass ich diesen Weg gegangen bin, denn endlich kann ich mein Leben wieder so leben, wie ich es möchte, ohne diese ständige Angst im Nacken zu haben.

Monika, 43

Kapitel 24: Berichtausschnitte

„Einsicht"

… Nach meinem Studium ging ich auf Jobsuche. Ich war sehr aufgeregt, weil ich nicht wusste, ob sich mein Rotwerden negativ auf das Einstellungsgespräch auswirken würde. Kurz gesagt überstand ich das Vorstellungsgespräch und trotz Röte wollte man mich unbedingt haben. … Einige Monate später sah ich, dass in einer Firma, in der jeder mit Anzug und Krawatte herumlief, auch nur „mit Wasser gekocht wird" und ich einer der erfolgreichsten Mitarbeiter war. Mein Leben lang hatte ich totalen Respekt und fast schon Angst vor den „Anzugträgern". Heute weiß ich, dass es nur eine Fassade ist und dass auch diese Männer und Frauen Schwächen, Ängste und Probleme haben und die teils überheblichen Verhaltensweisen nur ein Schutz sind, um sich keine Blöße zu geben. Das hat mir die Augen geöffnet und heute erröte ich kaum noch. Ich weiß, ich bin gut, so wie ich bin!

Arne, 27

„Akzeptanz"

… Ich leide seit Jahren an empfindlicher Haut, die zum Erröten neigt. Die Röte hält dann lange an und wenn ich es merke, werde ich immer angespannter und das Gesicht immer heißer.
Früher steigerte ich mich regelrecht selbst ins „Tiefrote" hinein, aber bei einem Gespräch mit meiner besten Freundin über ihre Prüfungsängste wurde mir bewusst, dass ich selbst durch meine Gedanken das Erröten verstärke. Ich begann also bei Treffen mit Freunden, scherzend auf mein rotes Gesicht hinzuweisen und die Reaktionen darauf waren seltsamerweise alle positiv. Langsam bröckelte die negative Sicht auf meine Farbwechsel. Heute akzeptiere ich mich, wie ich bin und diese Akzeptanz war mein Durchbruch.

Sarah, 21

„Akupunktur"

... Bei mir trat die Angst vorm Erröten bereits auf, also ich noch ein kleiner Junge war. Ich kann mich aber nicht mehr genau erinnern, wann mein Gesicht zum ersten Mal glühte. Eins weiß ich aber noch sehr genau: ich habe nie gelogen, denn das hätte man mir sofort angesehen. Das gemeine war, dass man mich immer verdächtigte, denn ich war es, der rot wurde, obwohl ich nicht der Übeltäter war. Diese Ungerechtigkeit zog sich durch mein ganzes Leben. Mit dieser Rolle wollte ich mich aber nicht abfinden und begann vor einigen Jahren nach einem Bericht über soziale Phobie im Fernsehen, nach Lösungen zu suchen. Meine beste Freundin ist Anhängerin der traditionellen chinesischen Medizin, denn sie wurde durch Akupunktur von ihrer Migräne befreit. So ging ich zu einer Ärztin, die Handakupunktur praktiziert. Ich setzte mich also vor sie und, na ja, sie sah natürlich ziemlich schnell, wo der Schuh drückte, denn ich wurde tiefrot. Sie sprach viel mit mir und untersuchte mich genau. Dann fing sie an, Nadeln zu setzen. Zu meiner Verwunderung tat das gar nicht weh und so ging ich mehrere Male zu ihr. Ich muss ehrlich sagen, dass ich skeptisch war, aber bereits nach mehreren Sitzungen musste ich eingestehen, dass es mir half. Ich wusste nicht wie und warum, aber es half. Parallel informierte ich mich über Homöopathie und nahm Johanniskraut in Form von Dragees und Tee zu mir.
Ich lebe jetzt seit mehreren Jahren viel ausgeglichener und entspannter. In regelmäßigen Abständen gehe ich zur Akupunktur und was soll ich sagen? Ich kann bis heute nicht genau beschreiben, was es bewirkt, aber es hilft mir. Ich werde nur noch in sehr peinlichen Situationen rot, im Alltag ist es verschwunden. Dafür bin ich meiner besten Freundin sehr dankbar.

Thomas, 31

Anhang

Historische Betrachtung

Zum Abschluss folgt ein Ausflug in die historische Betrachtung der Erythrophobie. Vorweg möchte ich aber darauf hinweisen, die nachfolgenden Ausführungen derart zu betrachten, als dass einige Ansichten sehr fortschrittlich waren, andere wiederum auf einigen Extremfällen basierend zu falschen Annahmen führten und mittlerweile völlig überholt sind.

1872 beschrieb Charles Darwin das Thema „Erröten" erstmals ausführlicher. In seinem Buch „Der Ausdruck der Gefühle bei Mensch und Tier" schreibt er „Erröten ist die eigentümlichste und menschlichste aller Ausdrucksformen".[11] Er verwies darauf, dass nicht nur hellhäutige Menschen erröten, sondern auch dunkelhäutige, es bei ihnen nur nicht so stark sichtbar sei. Auch wagte er die ersten Erklärungsversuche und stellte fest, dass es hauptsächlich der Gedanke ist, was andere denken könnten („Nicht die Empfindung der Schuld, sondern der Gedanke, dass andere uns schuldig halten oder wissen, rötet das Antlitz.")[79] und dass die Neigung zu erröten, erblich bedingt ist.[80]

Kurz darauf fanden in verschiedenen Fachberichten die Begriffe „Ereuthophobie" und „Erythrophobie"[81] zur Thematik „Angst vorm Erröten" Eingang. Der Begriff „Erythrophobie" setzte sich dann aber im Laufe der Zeit durch.

1882 schrieb Jacob Henle das Buch „Ueber das Erröthen".[82] In diesem Buch vergleicht er eigene Erkenntnisse mit denen von Darwin und erkennt schon damals, wie sehr einige Menschen vom Erröten betroffen sind und wie sich dies sozial auswirkt. Auch beschreibt er schon relativ ausführlich die körperliche Komponente der Blutgefäßerweiterungen im Gesicht.

1921 beschreibt W. Stekel die „Ereuthophobie" als „Krankheit des bösen Gewissens". Seiner Meinung nach gäbe es dabei gehäuft Zeichen von Verdrängung „eigener Neigungen zu Sadismus, Lustmord und Vergewaltigung".[83]

1930 erkannte E. Bien,[84] dass jeder Erythrophobie-Leidende seine eigenen „Schutzmaßregeln" hat. Er beschreibt u.a. den Vollbart oder den Wunsch, nur im Dunkeln auszugehen. Hypnose hält er für keine Lösungsmöglichkeit. Sie „versagte an der Hartnäckigkeit des Leidens".[85] Außerdem fällt ihm eine „große Schwierigkeit der Behandlung" auf, die er mit der „Verquickung psychischer und körperlicher Symptome" und dem „Kampf gegen einen lebensbedingten Reflex"[86] beschreibt.

1962 schreibt S. S. Feldmann, dass Erythrophobiker den Wunsch haben, im „Brennpunkt der Beobachtung zu stehen". Er beschreibt, der männliche Erröter neige dazu, eine feminine Rolle einzunehmen, die unterdrückt werden müsse. Er erlebt deshalb Scham, weil er die Aufmerksamkeit als Mann von sich lenken wolle. Frauen schämen sich, weil sie sich wünschen, ein männliches Organ am Körper zu haben. Beide hätten Masturbationsphantasien, in denen starke Elemente der Perversion steckten.[87]

1970 beschreibt Manfred Pohlen Gespräche und Behandlungen eines Patienten und kommt zu dem Schluss, Erythrophobiker seien narzisstisch veranlagt, also selbstverliebt und wähnt die „Abwehr homosexueller Tendenzen".[88]

1972 erörtert Leonore Gerbaulet eine geringe Neigung der Erythrophobiker, Bindungen einzugehen, was sich in der Anzahl der Singles zeige.[89] Aus heutiger Sicht ist dies eine komplette Fehleinschätzung, denn die hohe Zahl der Singles beruht eben genau auf der Erythrophobie und ihren (vermeintlichen) Folgen. Aufgrund der Aussagen einiger ihrer Patienten schloss sie auf ein angeblich einheitliches Bild der Mutter. Sie sei „brutal, tyrannisch und grausam".[90] Darüber hinaus hätten alle ihrer Patienten „in auffälliger Weise latente Größenphantasien" bis hin zur Annahme, über göttliche Fähigkeiten zu verfügen.[91] Sie bestätigte allen durchgängig ein Charakterbild mit sadomasochistischen Elementen.

Darüber hinaus stellte sie fest, Erythrophobiker seien distanzierte, höfliche und abwartende Menschen und beschreibt Scham in der Kindheit als auslösendes Element.

Auffällig in der geschichtlichen Betrachtung ist, dass die ersten Beschreibungen das Bild des Erythrophobikers häufig realistischer wiedergeben, als die, die im Laufe des 20. Jahrhunderts entstanden sind. Die immer wiederkehrenden unterschwelligen und offenen Aussagen einiger Psychoanalytiker, die Betroffenen hätten Masturbationssehnsüchte, wollten Analsex, hätten eine Neigung zu perversen Sexualtechniken usw. können aus heutiger Sicht ebenso wenig bestätigt werden, wie die Behauptung, Erythrophobiker litten unter Größenwahn.

Heute weiß man sehr viel mehr über die psychischen und physischen Hintergründe von Menschen, die Angst davor haben zu erröten. Auf diesem Wissen basieren moderne Therapiemethoden, die den Betroffenen effektiv helfen können (siehe Kapitel 9).

Anleitung für Internet-Neulinge

Voraussetzung: Computer mit Internetanschluss oder ein Internet-Café

Startet auf eurem Computer zunächst die Internet-Zugangssoftware. Wenn die Verbindung aufgebaut ist (ihr also „online" seid), gebt ihr oben im Browser (z.B. Internet-Explorer) folgendes ein: „www.erythrophobie.de". Bitte achtet auf die korrekte Schreibweise, sonst kann die Seite nicht aufgerufen werden. Danach bestätigt ihr mit „Return" und die Seite baut sich auf. Auf dem Bildschirm seht ihr dann auf der Startseite den Schriftzug „Eingang". Mit der linken Maustaste klickt ihr darauf und befindet euch dann auf der Hauptseite, von welcher ihr verschiedene Unterpunkte erreichen könnt.

Oben auf dem Bildschirm findet ihr die Steuerleiste mit den entsprechenden Kategorien, welche mit einem Klick auf die linke Maustaste angewählt werden können. Am einfachsten ist es dann, ihr klickt euch einfach mal durch all die Punkte und schaut euch alles an. Die meisten Punkte bieten eine Fülle an Hintergrundinformationen, Lösungsmöglichkeiten und Tipps. Einige Kategorien möchte ich aber etwas erläutern, um einer Verwirrung vorzubeugen.

Der Punkt „Forum" ist einer der wichtigsten auf der Seite. Dort könnt ihr euch mit Leidensgenossen und Fachleuten austauschen. Individuelle Probleme können so unter Betroffenen diskutiert werden, ohne dass ihr euch zu erkennen geben müsst. Ihr habt nach Betreten des Forums zwei Möglichkeiten. Ihr könnt als „Gast" nur lesen oder euch zum Schreiben als Benutzer registrieren lassen. Dabei habt ihr die Möglichkeit, euch einen Namen auszudenken, unter welchem ihr dann im Forum auftreten wollt. Eure Privatsphäre ist selbstverständlich geschützt, denn ihr braucht lediglich die Informationen preiszugeben, die ihr preisgeben möchtet. Außenstehende haben darauf keinen Zugriff. Eine genaue Anleitung findet ihr aber noch einmal im Forum. Dort habt ihr dann die Möglichkeit, Texte zu verfassen, euch alles von der Seele zu schreiben, Umfragen zu starten, Fragen zu stellen usw. Andere wiederum können diese Texte dann lesen. Normalerweise erfolgt eine Reaktion binnen weniger Stunden, manchmal auch schneller oder selten auch erst nach mehreren Tagen.

Wer einen direkteren Austausch wünscht, kann dies unter dem Punkt „Chat" realisieren. Dort ist eine Kommunikation in Echtzeit möglich. Klickt auf den Punkt „Chat". Im dann erscheinenden Fenster könnt ihr sehen, ob sich schon jemand im Chat befindet. Ist jemand da, tretet ihr einfach nur noch ein („Login") und dann könnt ihr sofort chatten. Ist niemand da, solltet ihr zu einem späteren Zeitpunkt wiederkehren. Termine, zu denen meist jemand anzutreffen ist, sind auf der Homepage ausgeschrieben.

Der Punkt „Shop" bietet euch die Möglichkeit, bestimmte Produkte übers Internet zu bestellen. Vielen ist es anfangs unangenehm, beispielsweise Bücher oder Produkte, die mit Röte in Verbindung gebracht werden können, persönlich im Laden um die Ecke oder in der Apotheke zu kaufen. Hier habt ihr nun die Möglichkeit, euch in Ruhe darüber zu informieren und es bei Bedarf diskret nach Hause schicken zu lassen.

Der Punkt „News" informiert euch ständig über aktuelle Ver-änderungen auf der Homepage. Wer also wissen will, was sich seit seinem letzten Besuch verändert hat, der klickt einfach darauf und erfährt es binnen Sekunden. Des Weiteren habt ihr die Möglichkeit, euch mit der eigenen E-Mail-Adresse in den Newsletter einzutragen. Dann erhaltet ihr regelmäßig Neuigkeiten zum Thema Erythrophobie und zur Homepage.

Es dauert etwas, bis man sich an die Funktionen und all das Fremde gewöhnt hat, aber hat man das erst mal getan, wirkt es plötzlich ganz leicht und die Vorteile liegen auf der Hand. Man kann sich austauschen und braucht nur das preiszugeben, was man preiszugeben Willens ist. Immer mehr nutzen die vielen Möglichkeiten und finden so ihren persönlichen Weg – einige sogar Freunde fürs Leben. Bei Fragen zur Benutzung könnt ihr mich im Forum oder per E-Mail auch jederzeit kontaktieren. Selbstverständlich könnt ihr mir über diesen Weg auch Verbesserungsvorschläge und Kritik zukommen lassen.

Fachtermini, Abkürzungen

Adrenalin:	Stresshormon, gebildet in Nebenniere
Amygdala:	„Mandelkern", Zellenansammlung im Gehirn
autogen:	selbsttätig
Citrat:	Salz der Zitronensäure
Couperose:	dauerrote, fadenförmige Äderchen vorrangig im Wangenbereich (Kupferfinnen)
Ery:	Kurzform für Erythrophobiker, geprägt auf der Internetseite www.erythrophobie.de
Erythrophobie:	(griech.) die Angst vor dem Erröten, erythro = rot, rötlich, phobos = furcht
Hyperhidrose:	übermäßiges Schwitzen
Hypophyse:	Hirnanhangdrüse
Hypothalamus:	Steuerzentrum im Gehirn
ICD-10:	internationale Klassifikation der Krankheiten, 10. Revision
invasiv:	(in den Körper) eindringend
kognitiv:	die Erkenntnis betreffend
Mastzelle:	körpereigene Abwehrzelle
Nd:YAG-Laser:	Neodymium:Yttrium-Aluminium-Granat-Laser
Noradrenalin:	Botenstoff im Gehirn
Parasympathikus:	Teil des vegetativen Nervensystems, dient der Entspannung und Regeneration
Phobie:	krankhafte oder übersteigerte Furcht
physisch:	körperlich
Rosazea:	Entzündung der Gesichtshaut
Serotonin:	Botenstoff
somatisch:	den Körper betreffend
SSRI:	Selective Serotonin Reuptake Inhibitor, selektiver Serotonin-Wiederaufnahmehemmer
Sympathikus:	Teil des vegetativen Nervensystems, steigert die Leistungsfähigkeit in Stresssituationen
Trigger:	Angstauslöser
Vasodilation:	Gefäßerweiterung

Danksagung

Dieses Buch wäre in seiner jetzigen Form nicht ohne die Hilfe verschiedener Menschen entstanden. Bei all diesen möchte ich mich von ganzem Herzen bedanken:

- den vielen Betroffenen, die im Forum von www.erythrophobie.de so offen über ihre Ängste und Lösungsversuche berichtet haben und deren Erfahrungen das Fundament für dieses Buch sind
- den Schreibern der Berichte, die direkt in dieses Buch eingeflossen sind: Rosa, Markus, Anne, Stephan, Monika, Arne, Sarah und Thomas
- den Schreibern der vielen netten Briefe und E-Mails, die mich im Laufe der Jahre erreicht haben
- Frau Dr. Margarete Summann, die mir bei allgemeinen medizinischen Fragen zur Seite stand
- Frau Dr. Doris Wolf, Psychotherapeutin
- Frau Dipl.-Psych. Samia Chaker
- Frau Dipl.-Psych. Elke Müller
- Herrn Dr. med. Dr. med. habil. Christoph H. Schick, der mir bei Fragen zur ESB und darüber hinaus zur Seite stand
- Herrn Dr. med. Ivo Tarfusser
- Frau Dr. med. M.-J. Cheon, Spezialistin für den Bereich Naturheilverfahren, speziell Akupunktur
- den Mitarbeitern der Vital-Apotheke Zwickau, die mir bei Fragen zu kosmetischen Produkten mit Rat und Tat zur Seite standen
- Herrn Dr. P. Mulkens für die Informationen zu Laser und IPL-Verfahren
- Frau Dipl.-Medienwiss. Anett Walther, verantwortliche Lektorin
- Frau Dipl.-Des. Anett Wagner für die Covergestaltung
- Herrn Dipl.-Des. Jens-Uwe Meyer für die Illustrationen
- Frau Filiz E. Soyak für die Erlaubnis, „faces I" abzudrucken
- Modell Stephan für das Titelbild
- meiner Familie und Freunden für ihre Unterstützung

Bildübersicht

Quellenangabe

1 „Stern" 22/04 „Ängste und Phobien" Katja Trippel, (2004), Gruner + Jahr, S. 176
2 „Stern" 22/04 „Ängste und Phobien" Katja Trippel (2004), Gruner + Jahr, S. 175
3 „Das Angstbuch" Borwin Bandelow (2004), Rowohlt Verlag, S. 168
4 „Das Angstbuch" Borwin Bandelow (2004), Rowohlt Verlag, S. 166
5 „Das Angstbuch" Borwin Bandelow (2004), Rowohlt Verlag, S. 174
6 „Soziale Phobien" Stangier, Heidenreich, Peitz (2003), Beltz Verlag, S. 27
7 „Robbie Williams, Angels & Demons" Paul Scott (2003), Rockbuch Verlag
8 „Das Angstbuch" Borwin Bandelow (2004), Rowohlt Verlag, S. 33
9 „Das Angstbuch" Borwin Bandelow (2004), Rowohlt Verlag, S. 189
10 „Das Angstbuch" Borwin Bandelow (2004), Rowohlt Verlag, S. 199
11 „Der Ausdruck der Gefühle bei Mensch und Tier" Charles Darwin (1879/1964),
   Walter Rau Verlag, S. 205
12 „Anatomie und Physiologie" von Brandis/Schönberger (1995), Gustav-Fischer Verlag, S. 448
13 „Arbeitsbuch Anatomie und Physiologie" Erica Jecklin (1999), Urban & Fischer Verlag, S. 95
14 „Rosaliac"-Prospekt (2004), La Roche-Posay, S. 2
15 "Psychophysiologie von Scham und Erröten" Mariauzouls (1996), Adag Copy, S. 80 – 81
16 "Psychophysiologie von Scham und Erröten" Mariauzouls (1996), Adag Copy, S. 84
17 "Psychophysiologie von Scham und Erröten" Mariauzouls (1996), Adag Copy, S. 89
18 "Blushing during social interactions in people with a fear of blushing" (2006), Peter
   Drummond, Murdoch University, Australien
19 „Soziale Phobien" Stangier, Heidenreich, Peitz (2003), Beltz Verlag, S. 17
20 „Soziale Phobien" Stangier, Heidenreich, Peitz (2003), Beltz Verlag, S. 7
21 „Soziale Phobien" Stangier, Heidenreich, Peitz (2003), Beltz Verlag, S. 20 – 21
22 „Soziale Phobien" Stangier, Heidenreich, Peitz (2003), Beltz Verlag, S. 164
23 „Erythrophobie und der kommunikative Wert des Errötens in neutralen Situationen" Elke
   Müller (2006), Rijksuniversiteit Groningen
24 „Der Ausdruck der Gefühle bei Mensch und Tier" Charles Darwin (1879/1964),
   Walter Rau Verlag, S. 216
25 „Deutsche Angstzeitschrift" 12/97 „Die Angst vor dem Erröten" Doris Wolf (1997),
   DASH, S. 17
26 "Developmental Psychology" 21/85 „Origins of individual differences in infant
   shyness" Daniels/Plomin (1985), S. 118 – 121
27 „Das Angstbuch" Borwin Bandelow (2004), Rowohlt Verlag, S. 225
28 „Angst und Angstkrankheiten" Friedrich Strian (2000), Beck Verlag, S. 11
29 „Das Angstbuch" Borwin Bandelow (2004), Rowohlt Verlag, S. 140
30 „Die neue Sexualität der Männer" Bernie Zilbergeld (2000), dgvt-Verlag, S. 22
31 „Angst und Angstkrankheiten" Friedrich Strian (2000), Beck Verlag, S. 15
32 „Soziale Phobien" Stangier, Heidenreich, Peitz (2003), Beltz Verlag, S. 27
33 Umfragen und Berichte auf www.erythrophobie.de
34 „Coping with blushing" Robert Edelmann (2002), Sheldon Press, S. 70
35 Briefe von Betroffenen an den Autor
36 „Rosaliac"-Prospekt (2004), Wirksamkeitstest mit 64 Personen, La Roche-Posay, S. 4
37 „Gesundheit für Körper und Seele" Louise Hay (2004), Ullstein Buchverlage GmbH, S. 113 ff
38 „Gesundheit für Körper und Seele" Louise Hay (2004), Ullstein Buchverlage GmbH, S. 116
39 „Das Angstbuch" Borwin Bandelow (2004), Rowohlt Verlag, S. 31
40 „So gewinnen Sie mehr Selbstvertrauen" Rolf Merkle (2004), PAL-Verlag, S. 121 - 138
41 „Soziale Phobien" Stangier, Heidenreich, Peitz (2003), Beltz Verlag, S. 135 - 136

42 „Die Glücksformel" Stefan Klein (2004), Rowohlt Taschenbuch Verlag, S. 187
43 „Die Glücksformel" Stefan Klein (2004), Rowohlt Taschenbuch Verlag, S. 237
44 „Die Glücksformel" Stefan Klein (2004), Rowohlt Taschenbuch Verlag, S. 88
45 „Die Glücksformel" Stefan Klein (2004), Rowohlt Taschenbuch Verlag, S. 269
46 „Die Glücksformel" Stefan Klein (2004), Rowohlt Taschenbuch Verlag, S. 214
47 „Das Angstbuch" Borwin Bandelow (2004), Rowohlt Verlag, S. 31
48 „Die Glücksformel" Stefan Klein (2004), Rowohlt Taschenbuch Verlag, S. 282 – 238
49 „Keine Angst vor dem Erröten" Doris Wolf (2000), PAL-Verlag, S. 69 – 70
50 „Keine Angst vor dem Erröten" Doris Wolf (2000), PAL-Verlag, S. 74
51 „Yoga für die Seele" Ursula Karven (2003), Rowohlt Verlag, S. 36
52 „Yoga für die Seele" Ursula Karven (2003), Rowohlt Verlag, S. 80
53 „Akupunktur Einführung" Gabriel Stux (2003), Springer Verlag, S. 259 – 262
54 „Stern" 3/04 „Alternative Medizin" Katja Trippel (2004), Gruner + Jahr, S. 63
55 „Stern" 3/04 „Alternative Medizin" Katja Trippel (2004), Gruner + Jahr, S. 68
56 „Stern" 3/04 „Alternative Medizin" Katja Trippel (2004), Gruner + Jahr, S. 58
57 „Guter Rat" 07/04 „Starke Tipps für sensible Haut" Schempp (2004),
   SuperIllu Verlag S. 66
58 Berichte im Forum von www.erythrophobie.de und E-Mails Betroffener an den Autor
59 „Soziale Phobien" Stangier, Heidenreich, Peitz (2003), Beltz Verlag, S. 57 - 58
60 „Soziale Phobien" Stangier, Heidenreich, Peitz (2003), Beltz Verlag, S. 110
61 „Der kleine Taschentherapeut" Arnold A. Lazarus/Clifford N. Lazarus, 1999,
   Klett-Cotta Verlag, S. 33-34
62 „Der Frosch auf der Butter", Helmut Krusche, 2002, Econ Verlag, S. 205-209
63 Umfragen und Berichte auf www.erythrophobie.de
64 „Das Angstbuch" Borwin Bandelow (2004), Rowohlt Verlag, S. 289 – 292
65 „Soziale Phobien" Stangier, Heidenreich, Peitz (2003), Beltz Verlag, S. 50
66 „Das Angstbuch" Borwin Bandelow (2004), Rowohlt Verlag, S. 207
67 „Das Angstbuch" Borwin Bandelow (2004), Rowohlt Verlag, S. 296
68 Engagement von Dr. med. Dr. med. habil. Christoph H. Schick
69 Interview mit Dr. med. Dr. med. habil. Christoph H. Schick, www.hyperhidrose.de
70 © Chirurgische Klinik der Universität Erlangen-Nürnberg
71 „How Botox can help a hot flush", dailymail.co.uk (2011)
72 „Der Ausdruck der Gefühle bei Mensch und Tier" Charles Darwin (1879/1964),
   Walter Rau Verlag, S. 211
73 „Schutz des Menschen vor den Gefahren der UV-Strahlung" 6 (2001),
   Geschäftsstelle der Strahlenschutzkommission SSK
74 „Rosazea – ein Ratgeber" Volker Nölle (2003), WiKu-Verlag, S. 10
75 „Deutsches Ärzteblatt" 3/97 Jansen/Plewig (1997), S. A-98
76 „Rosazea – ein Ratgeber" Volker Nölle (2003), WiKu-Verlag, S. 14
77 „Hilfe, ich schwitze" Dietmar Stattkus (2002), Samira Verlag, S. 37 – 42
78 „Hilfe, ich schwitze" Dietmar Stattkus (2002), Samira Verlag, S. 37
79 „Der Ausdruck der Gefühle bei Mensch und Tier" Charles Darwin (1879/1964),
   Walter Rau Verlag, S. 221
80 „Der Ausdruck der Gefühle bei Mensch und Tier" Charles Darwin (1879/1964),
   Walter Rau Verlag, S. 206
81 „Neurologisches Zentralblatt" 16/79 „Die Erötungsangst als eine besondere Form
   von krankhafter Störung" Bechterew, S. 386 – 392
82 „Ueber das Erröthen" Jakob Henle (1882), Deutsche Bücherei
83 „Nervöse Angstzustände" Stekel (1921), Urban & Schwarzenberger Verlag; aus Quelle 39

84 „Psychotherapie und medizinische Psychologie" 13/30 „Die Angst vor dem
    Erröten" Bien (1930), Verlag von Ferdinand Enke, S. 21
85 „Psychotherapie und medizinische Psychologie" 13/30 „Die Angst vor dem
    Erröten" Bien (1930), Verlag von Ferdinand Enke, S. 22
86 „Psychotherapie und medizinische Psychologie" 13/30 „Die Angst vor dem
    Erröten" Bien (1930), Verlag von Ferdinand Enke, S. 82
87 „Journal of the american pschological Association" 10/62 "Blushing, Fear of
    Blushing and Shame" Feldmann (1962), S. 368 – 380
88 „Zeitschrift für psychosomatische Medizin und Psychoanalyse" 16/70 „Eine
    Errötungspsychose" Manfred Pohlen (1970), Verlag für medizinische Psychologie, S. 78
89 "Zeitschrift für psychosomatische Medizin" 18/72 „Psychodynamische Faktoren bei
    der Erythrophobie" Leonore Gerbaulet (1972), Verlag für medizinische Psychologie, S. 120
90 "Zeitschrift für psychosomatische Medizin" 18/72 „Psychodynamische Faktoren bei
    der Erythrophobie" Leonore Gerbaulet (1972), Verlag für medizinische Psychologie, S. 127
91 "Zeitschrift für psychosomatische Medizin" 18/72 „Psychodynamische Faktoren bei
    der Erythrophobie" Leonore Gerbaulet (1972), Verlag für medizinische Psychologie, S. 124

allgemein

Forum von www.erythrophobie.de

E-Mails und Briefe Betroffener und deren Angehöriger

Gespräche mit Betroffenen

Interviews mit Therapeuten, Ärzten, Heilpraktikern und Apothekern

Eigene Notizen

Hier könnt ihr euren Gedanken freien Lauf lassen. Schreibt auf, was euch wichtig erscheint, was ihr ausprobieren wollt oder welche Fragen ihr noch habt. Scheut euch nicht, diese Fragen im Internet auf der Seite www.erythrophobie.de zu stellen.

Wer versucht, kann scheitern,
wer nicht versucht, ist schon gescheitert.

in Anlehnung an
Eugen Berthold Friedrich Brecht
(1896 – 1956)

Ein weiterer Stillwasser®-Ratgeber

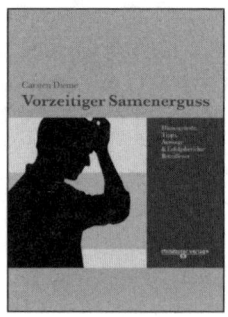

„Vorzeitiger Samenerguss"
Hintergründe, Tipps, Auswege
und Erfolgsberichte Betroffener

Carsten Dieme